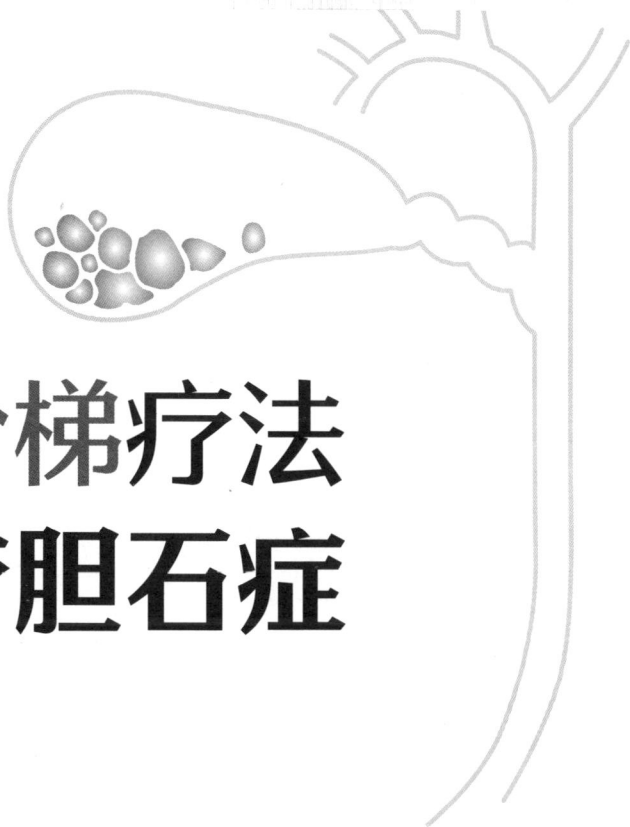

三阶梯疗法治疗胆石症

第 2 版

___ 宗晓梅
___ 黄万成
___ 宗晓敏 编著
___ 宗 鹏
___ 韩月辉

全国百佳图书出版单位
中国中医药出版社
· 北 京 ·

图书在版编目（CIP）数据

三阶梯疗法治疗胆石症 / 宗晓梅等编著 . --2 版 . 北京：中国中医药出版社，2025. 6. -- ISBN 978-7-5132-9519-2

Ⅰ. R575.605

中国国家版本馆 CIP 数据核字第 2025TG3038 号

中国中医药出版社出版

北京经济技术开发区科创十三街 31 号院二区 8 号楼
邮政编码　100176
传真 010-64405721
河北省武强县画业有限责任公司印刷
各地新华书店经销

开本 880×1230　1/32　印张 7　彩插 0.5　字数 168 千字
2025 年 6 月第 2 版　2025 年 6 月第 1 次印刷
书号　ISBN 978 - 7 - 5132 - 9519 - 2

定价　39.00 元
网址　www.cptcm.com

服 务 热 线　010-64405510
购 书 热 线　010-89535836
维 权 打 假　010-64405753

微信服务号　zgzyycbs
微商城网址　https://kdt.im/LIdUGr
官 方 微 博　http://e.weibo.com/cptcm
天猫旗舰店网址　https://zgzyycbs.tmall.com

如有印装质量问题请与本社出版部联系（010-64405510）

编写名单

主　审　宗希凤

编　著　宗晓梅　黄万成　宗晓敏
　　　　　宗　鹏　韩月辉

协　编　刘多利　徐志忠　宗博健
　　　　　张振娟　刘　波　陈杰锋
　　　　　闫　石　闫天夫　常淑学
　　　　　李海波　冯丽凤　王雅洁
　　　　　黄宗润　王　艳　李长晋

— 4

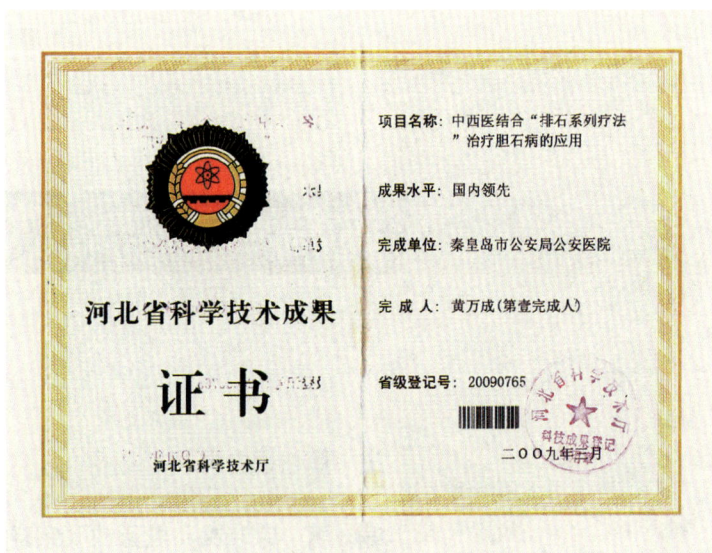

河北省科学技术成果证书

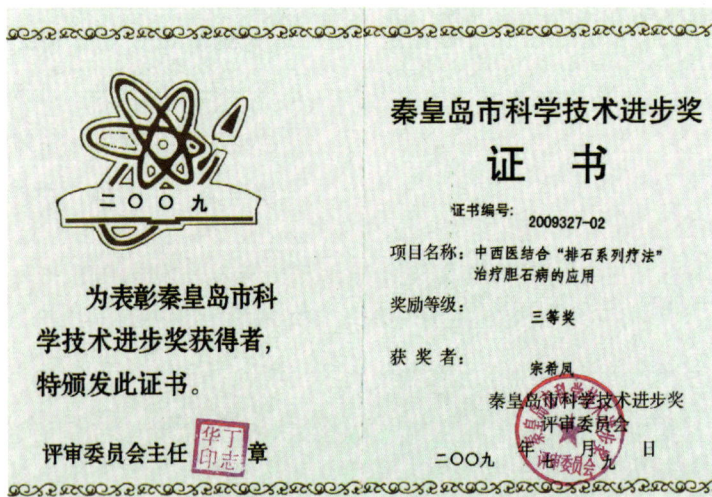

秦皇岛市科学技术进步奖证书

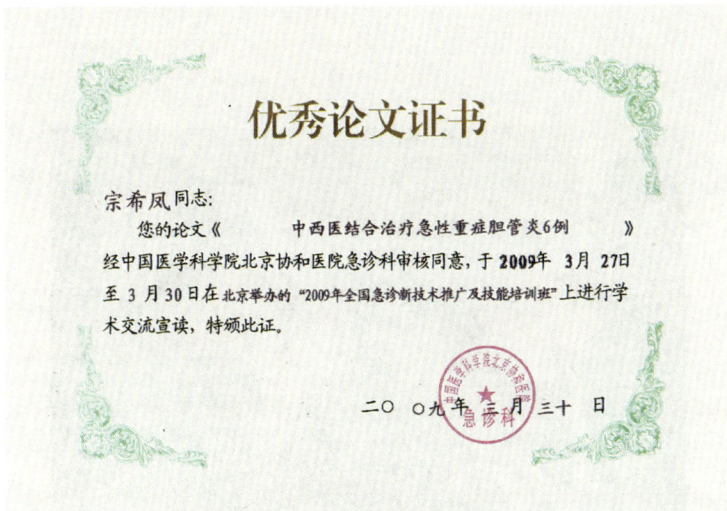

全国急诊科优秀论文证书

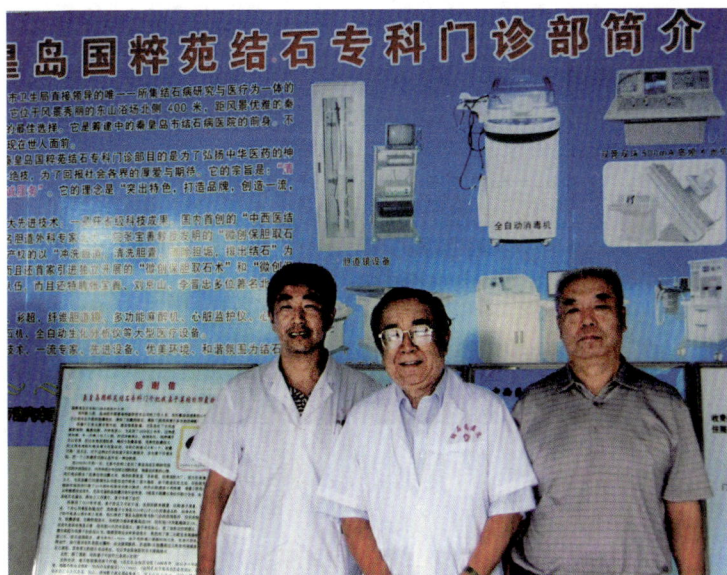

宗希凤院长、黄万成院长与张宝善教授合影

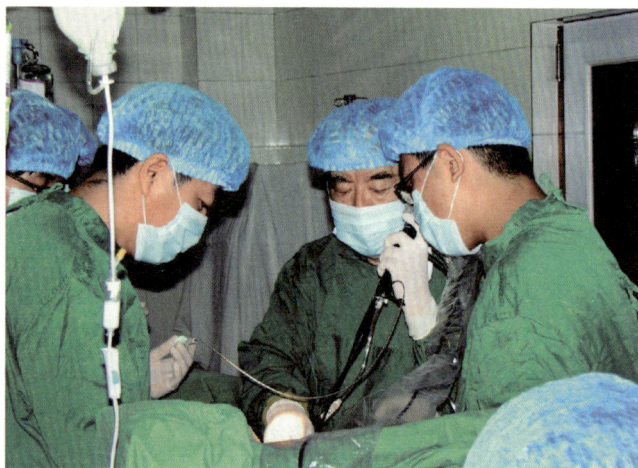

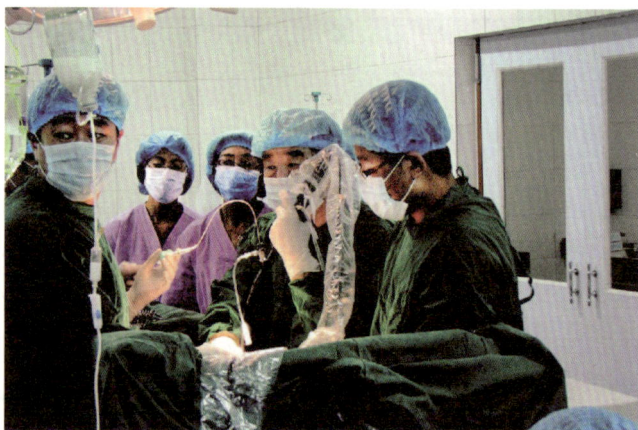

张宝善教授参与会诊手术

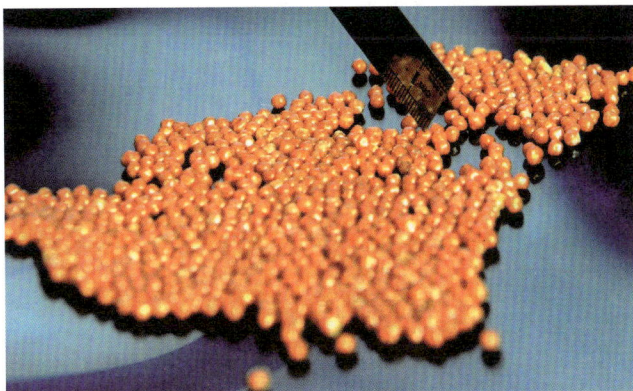

患者张怀仁保胆手术取出的 792 枚结石

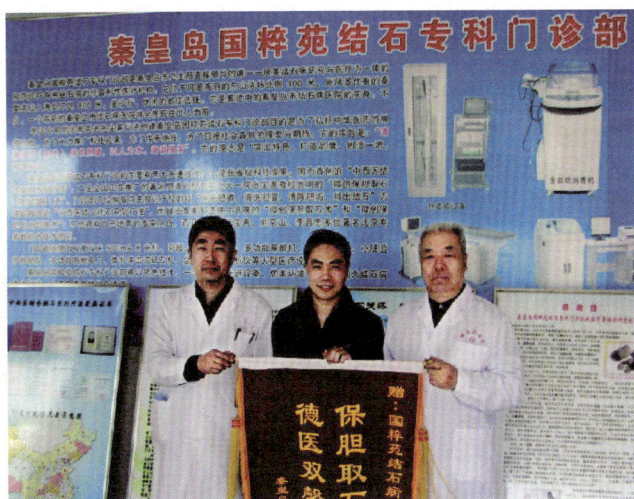

患者赠送锦旗留影

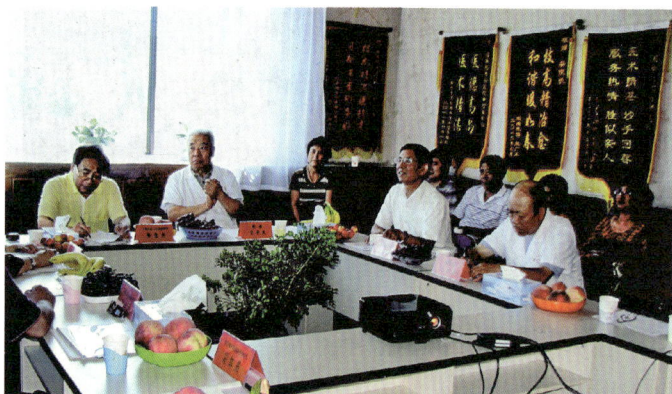

有关领导参加的医生与患者座谈

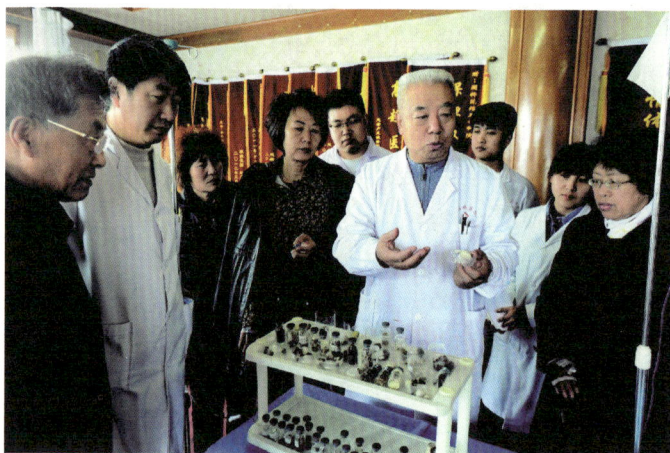

宗希凤院长在给同道讲课

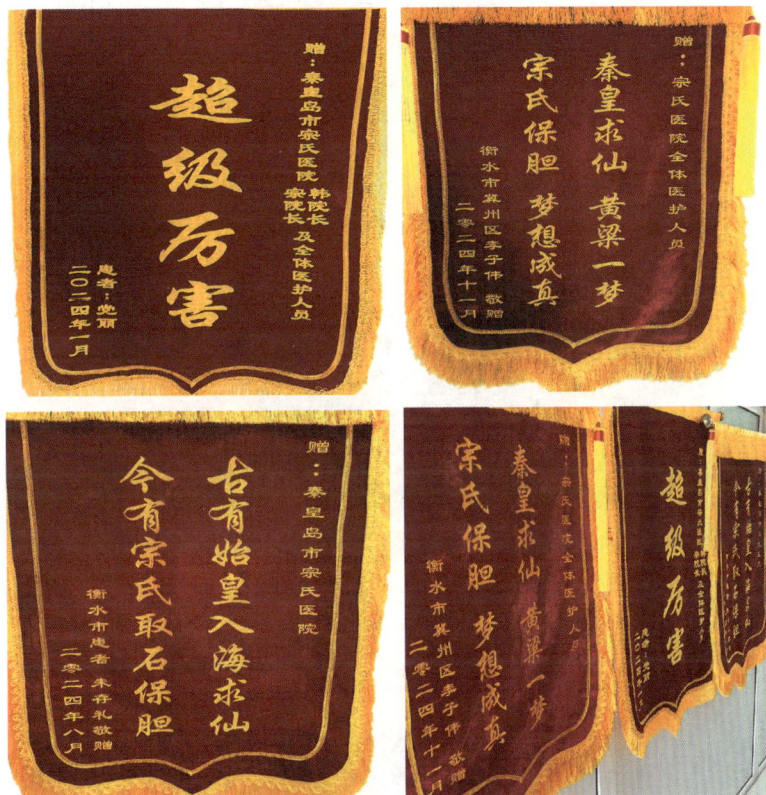

患者送给医院的锦旗展示（部分）

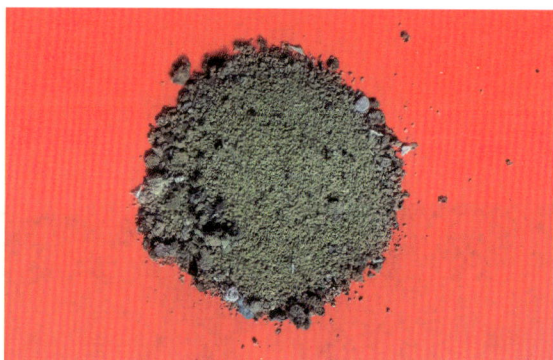

结石照片 1

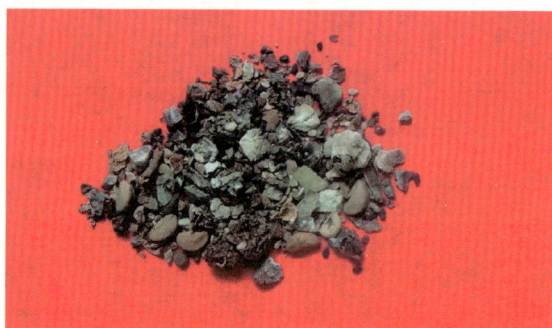

结石照片 2

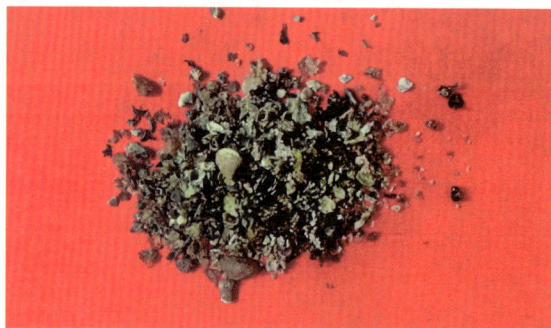

结石照片 3

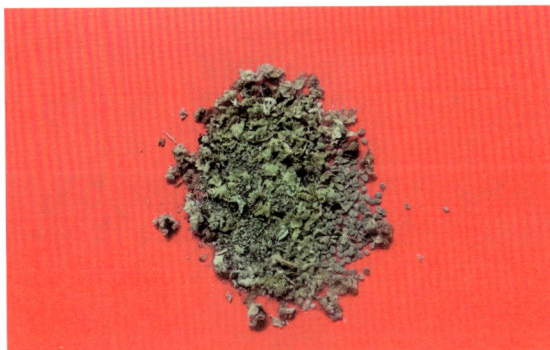

结石照片 4

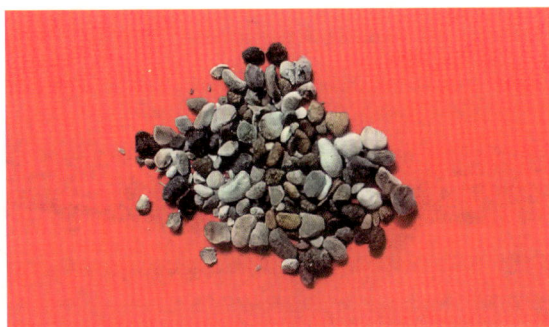

结石照片 5

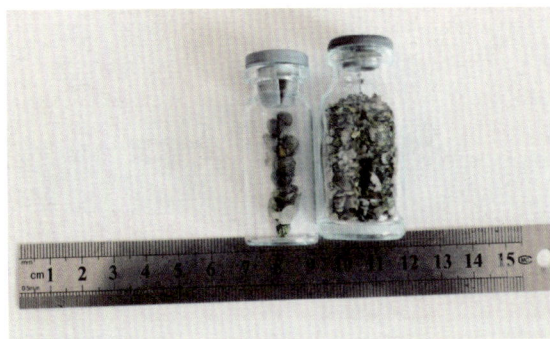

结石照片 6

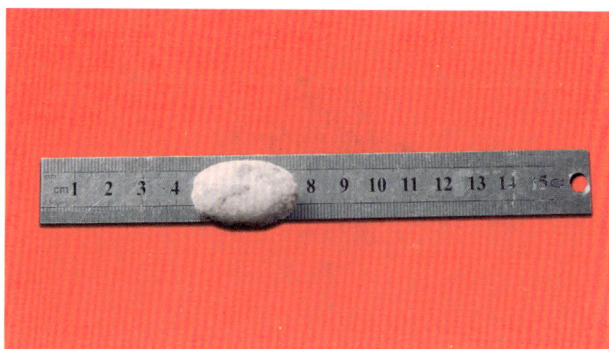

结石照片 7

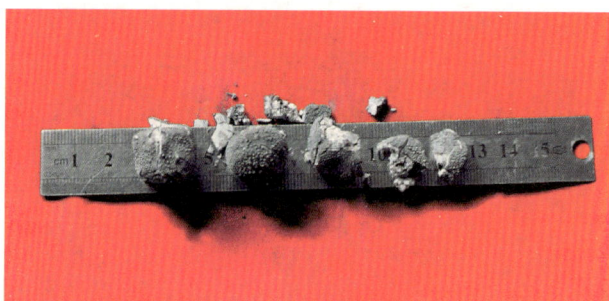

结石照片 8

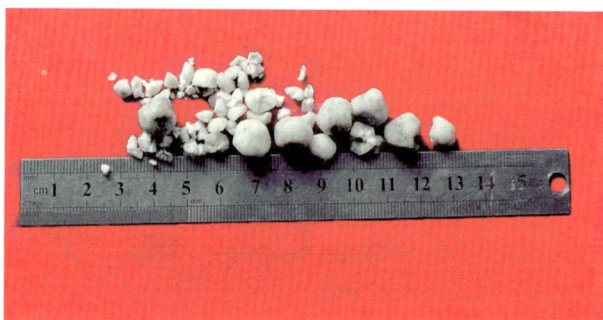

结石照片 9

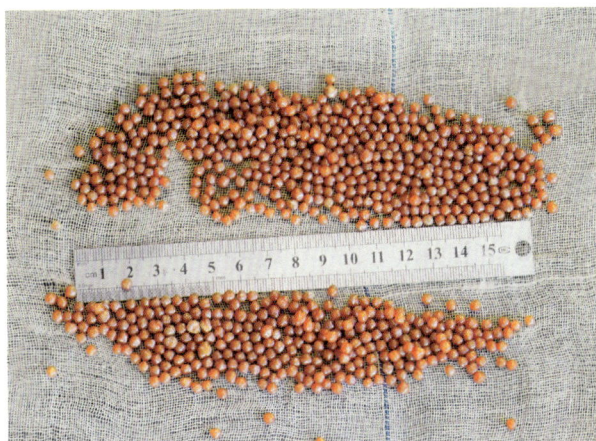

结石照片 10

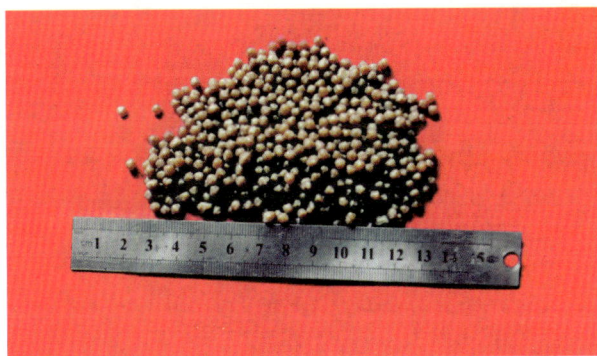

结石照片 11

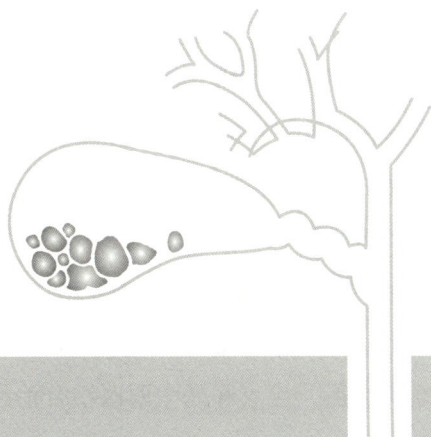

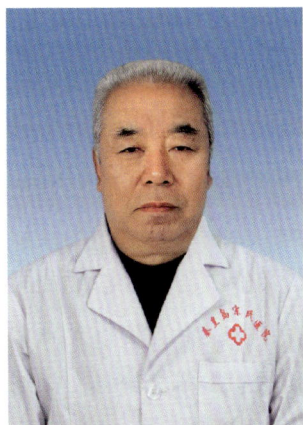

宗希凤，1944年出生。祖父家传一味药可退黄，母亲真传三味药能排石（调胁痛），他在耳濡目染中深感这些医术的神奇，少年时期便立志学医。1968年从军队院校毕业后，下部队当兵锻炼。1969年9月加入中国共产党。1971年转业至黑龙江省山河屯林业局职工医院。先后在齐齐哈尔市第一医院和天津医科大学总医院进修学习各一年。1973–1976年在职进行"西学中"学习，为期三年。1983年晋升为主治医师，1993年晋升为副主任医师。1984年，他传承创新，自拟消炎利胆排石汤，成功治愈了76岁高龄、患有肝内胆管结石并重症胆管炎的母亲。从此，他全身心投入到中西医结合治疗胆石症的研究中。

　　1986 年，宗希凤任副院长兼副书记；1988 年，任党支部书记兼副院长；1989 年 1 月，任院长兼书记，带领全院职工成功创建了二级甲等医院。1996 年，他作为人才引进，到河北省秦皇岛市博爱医院担任业务副院长。在此后的 16 年里，他完成了《中西医结合排石系列疗法》的立项、观察研究及总结工作。

　　2000 年，宗希凤成立了秦皇岛海港门诊部和秦皇岛港城结石病研究所，深入开展中西医结合治疗胆石症的研究。2001-2007 年，他在黑龙江、吉林、辽宁、河北、山东、河南、北京、天津、深圳、西安等多地多家医院考察调研胆石病，同时交流推广中西医结合排石新疗法。其间，他发表了《中西药结合治疗胆石症 408 例》和《中西医结合治疗急性重症胆管炎 6 例》两篇论文，并开展了体外冲击波碎石治疗胆石症的研究。

　　2010 年，宗希凤创建了秦皇岛宗氏医院（原国粹苑结石专科门诊部），使其成为秦皇岛市首家开展微创保胆取石手术的医院。此后，他又陆续发表了《中西医结合治疗胆源性胰腺炎 10 例》《中西医结合治疗非结石性胆囊炎 12 例》《中西医结合治疗肝胆管结石 133 例》《中西医结合、内外科结合治疗胆囊结石充满型 46 例》《三阶梯综合方法治疗老年胆石症 25 例》等 8 篇具有创新价值的论文。2016 年，他组织中医中药排石第四代传人宗晓梅、黄万成、韩月辉、宗鹏、宗晓敏、张振娟撰写了《三阶梯疗法治疗胆石症》一书，由中国中医药出版社出版发行。

　　2014 年，宗希凤退居二线，专注于胆石病治疗的理论研究。他先后提出了"冲洗胆道，清洗胆囊，清除胆垢，排出结石"的创新理论；率先倡导"清除结石，保住胆囊"的创新理念；在传承创新的基础上自拟疏肝利胆排石汤、消炎利胆排石汤、化瘀利胆排石汤三大创新方剂，治愈众多胆囊炎症患者，实现成果创新；研发出三阶梯疗法治疗胆石症的新方法，实现了治疗方法的突破。

自2024年以来，他又组织第四代、第五代传人完成了《三阶梯疗法治疗胆石症》一书的再版编撰工作。提出了"一点、一线、一面"的理论，即胆囊为点，肝外胆管、胆总管为线，肝内胆管为面；强调点要清，线要通，面要松，形成胆囊、肝内胆管、胆总管三位一体的调治原则，充分体现了肝胆之间紧密相连的关系；提出了胆囊结石胆囊功能分级的理论；倡导"人有疾，天有药，药有功效，机体有应答，天人合一自然和谐"的排石理念；着重指出胆囊结石治疗的关键在于疏肝理气、活血化瘀、消除炎症、恢复功能；运用三阶梯疗法实现清除结石、保住胆囊的目标。他明确指出，外科治疗无论是切除胆囊还是保胆治疗，都难以避免术后结石复发的问题，因为这些方法无法彻底清理肝内胆管，也无法彻底治愈胆囊炎症。他创造性地将活血化瘀中药制剂应用于三阶梯疗法治疗胆石症中，不仅彻底解决了胆囊炎症难以治愈的难题，还成功破解了急性重症肝胆管炎、胆源性胰腺炎、非结石性胆囊炎、胆囊结石充满型、75岁以上高龄且体弱多病的胆石症患者的非手术治疗难题，同时解决了微创保胆取石治疗胆石症术后结石复发的预防和治疗问题；拓宽了手术的适应证，有效降低了保胆手术率及切胆治疗的手术率；还解决了体外碎石治疗中碎石难以有效排出的难题，有力推动了体外冲击波碎石技术的发展。更为重要的是，他培养了中药排石这一非物质文化遗产的第四、第五代传承人，开创了胆石症治疗的新路径——三阶梯疗法。

宗希凤是秦皇岛宗氏医院的创始人，也是三阶梯疗法治疗胆石症的发明者及"清除结石，保住胆囊"理念的倡导者和引领者。

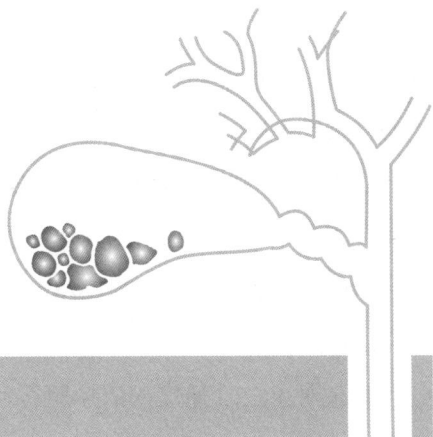

再版前言

《三阶梯疗法治疗胆石症》一书自2016年面世以来，得到了众多医者和患者的关注，其中不乏面会切磋者、电话咨询者和持书求医者，他们大多是胆囊内充满结石，被国内外多家大医院的名医一致判定胆囊必切无疑的患者。在查遍国内外许多资料并几经周折后，他们来到了秦皇岛宗氏医院诊疗，最终实现了"清除结石，保住胆囊"的美好愿望。

我国外科鼻祖裘法祖院士生前特别强调：重视胆囊的功能，保护胆囊的存在，发挥胆囊的作用。著名普外科专家黄志强院士生前也多次强调：作为一名普外科医生，您就无法回避胆管损伤问题，无法淡忘胆管损伤患者那种绝望和痛苦的面容，也无法忘记术式做尽、进退维谷的尴尬境地。胆管损伤是胆道外科医师永远的痛。

先辈们的谆谆教导，寄托着早日改变采用胆囊摘除治疗胆石症患者命运的殷切期望。自1882年至今，140多年来，横亘在改变切胆治疗道路上的拦路虎就是"胆囊炎症不可治愈"这个世界医学领域的难题。

秦皇岛宗氏医院创始人——宗希凤老院长带领科研团队历经两代人几十年的不懈努力，终于攻克了胆囊炎症无法治愈的难题，为胆石症患者实现"清除结石，保住胆囊"的崇高目标作出了突出贡献。

此次对《三阶梯疗法治疗胆石症》一书进行修订再版发行，不仅提升了三阶梯疗法的内涵，突出了它的五大创新和十大优势，还在附录中增录了部分胆石症患者极具代表性的感谢信及宗希凤老院长对携手开辟中国特色胆石症治疗新道路的发展倡议。本书弘扬人有恙，天有药，药有功效，机体有应答，天人合一，自然和谐的排石理念，将中医药置于胆石症治疗的主导地位，强调中西医结合，突显古为今用，洋为中用，囊括古今之技，兼容中外之术，是真正的中西医结合治疗胆石症。本书展现了三阶梯疗法治疗胆石症技术近年来的发展情况，增加了关于如何推广三阶梯疗法治疗胆石症的建议等内容。人类总得不断总结经验，有所发现，有所发明，有所创造，有所前进。因此，追求完美、创新和发展便成了人类永恒的课题。我们真诚希望胆石症诊疗工作者，调整一下研究方向，改变一下一味依靠西医的刀剪治疗胆石症的传统方法，大力开展中西医结合治疗研究，为实现清除结石、保住胆囊的宏伟目标作出贡献。

借再版之际，我们向仙逝的微创保胆取石第一人张宝善教授致以深切的怀念！对河北省秦皇岛市公安医院、山东省东营市东营区中医医院（原山东省东营市胜利油田机关医院）、山东省东营胜利胜东医院、辽宁省盘锦万众医院的大力支持表示诚挚谢意。鉴于作者水平有限，如有不妥之处，敬请广大同仁及读者提出宝贵意见。

宗晓梅　黄万成　宗晓敏　宗　鹏　韩月辉

2025 年 2 月

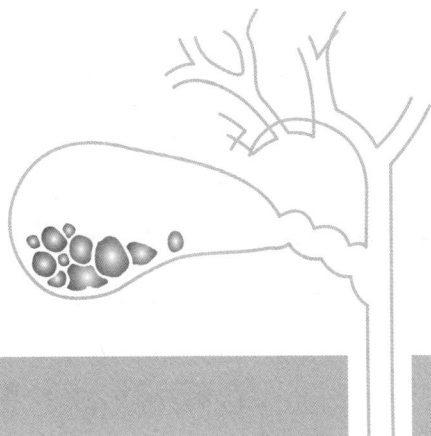

目 录

第一章　胆石症治疗回顾 ··1

一、胆石症治疗方法简要回顾 ··2

二、胆石症手术治疗面临的问题 ··3

三、胆石症手术治疗所致问题的根源 ····································9

第二章　三阶梯疗法 ··13

一、三阶梯疗法的内涵 ··14

二、三阶梯疗法治疗胆石症的五大创新点 ································15

三、第一阶梯——中西医结合排石系列疗法 ······························17

（一）中医治疗 ··18

（二）西药治疗 ··20

（三）中西医结合排石系列疗法的常规治疗 ······························21

四、第二阶梯——ESWL治疗 ··25

五、第三阶梯——微创保胆取石为主，

切胆手术为辅 ··26

六、三阶梯综合疗法治疗胆石症的流程 ·············28

七、胆石症患者的管理 ·····························31

八、三阶梯疗法治疗胆石症的十大优势 ··········38

第三章　胆石症治疗经验与体会 ·····················57

一、中西医结合治疗急性重症胆管炎 6 例 ·········58

二、中西药结合治疗胆石症 408 例 ···············65

三、三阶梯综合方法治疗老年胆石症 25 例 ·······68

四、三阶梯综合疗法治疗急性胆囊炎 56 例 ·······73

五、中西医结合、内外科结合治疗胆囊

　　结石充满型 46 例 ···························77

六、中西医结合治疗胆源性胰腺炎 10 例 ·········84

七、中西医结合治疗非结石性胆囊炎 12 例 ·······87

八、中西医结合治疗肝胆管结石 133 例 ··········91

九、二阶梯综合疗法治疗肝外胆管结石 84 例 ·····97

十、关于预防手术治疗胆石症术后结石

　　复发的建议 ································102

十一、活血化瘀中药制剂在三阶梯疗法

　　　中的应用 ·······························106

第四章　临床病案 ······························109

一、急性结石性胆囊炎病例 ·····················110

二、慢性结石性胆囊炎病例 ·····················118

三、"非结石性胆囊炎"病例 ···················123

四、胆囊切除术后复发结石病例 ·················126

五、肝内外胆管结石、胆总管结石病例 ···········131

六、急性梗阻性化脓性胆管炎病例 ················138

七、75 岁以上老年性胆石症病例 ···············150

八、胆源性胰腺炎病例 ·······················161

九、胆囊结石充满型病例 ······················168

十、微创保胆取石复发结石病例 ··················175

附 录 ····································179

感谢信 ·································180

携手开辟中国特色胆石症治疗新道路 ···············204

第一章

胆石症
治疗回顾

一、胆石症治疗方法简要回顾

胆石症包括胆囊结石、肝内外胆管结石和胆总管结石，是一种常见病、多发病。全世界无论哪个国家、地区和民族的人都会患胆石症。有资料显示，在美国 3.4 亿人口中，胆石症患者高达3400 万~5000 万，发病率约为 10%~15%。我国胆石症的发病率为 10%~15%。

胆石症可能与人类的历史一样古老，长期以来，人类饱受胆石症的折磨。同时，中西医都在不断探索治疗胆石症的有效方法。

1867 年，一位外国医生为一位腹部肿物患者施行剖腹术时，对胆囊中的结石实施了切开取出术，然后缝合胆囊，取得了良好效果。但后来，在行此手术的患者中，发现结石的"复发率"竟高达 50%~80%，于是这种手术被迫放弃。1882 年，德国医师Langenbuch 成功完成了第一例胆囊切除手术，从此拉开了切除胆囊治疗胆石症的大幕。Langenbuch 认为：切开胆囊取出结石的方法治疗胆结石不彻底、极易复发。因此提出了"胆囊结石应该切除胆囊，不仅因为它会有结石，而且因为它还能生长结石"，这就是著名的"温床学说"。140 多年以来，胆囊切除术已经是一种非常经典、规范的外科手术，成了治疗胆石症的金标准，直到今天，在胆石症治疗中仍然占据着统治地位。

1987 年，腹腔镜微创胆囊切除术开始兴起，在不到 40 年的时间里，已经成了胆囊切除术的首选术式。腹腔镜微创切胆术的产生是胆囊切除术的一个巨大飞跃，尽管这两种术式有很大区别，但是两者的共同目的都是摘除胆囊。

一个多世纪以来，胆囊切除术不知道挽救了多少人的生命，更不知道它使多少人摆脱了胆石症病痛的折磨，其卓著的功效，已经得到了广大医务工作者及广大胆石症患者的共同认可。

但是，随着时间的流逝，胆囊切除术后的各种弊端也逐渐显现，并不断被广大医务工作者发现和认识。

1992 年，北大医院张宝善教授在全国率先开展微创保胆手术的研究和探索。历时 15 年终于得出结论：微创保胆取石后疾病的复发率在 2%~7%，远远低于旧式的保胆手术。"微创保胆手术"自 2007 年正式推广以来，已先后召开了八次全国性会议。目前，全国已有超过 500 家医疗单位开展此项手术，为胆石症患者实现"保胆"治疗胆石症作出了贡献。

此外，还有纤维胆道镜取石技术和纤维十二指肠镜技术，不过它们只是外科治疗胆道结石的辅助手段，而以体外碎石技术、溶石技术及中西医结合的总攻排石疗法为代表的多种非手术治疗胆石症方法，随着时间的流逝，也都因为遇到某种困难而逐渐淡出人们的视野。

二、胆石症手术治疗面临的问题

1. 切除胆囊治疗胆石症，首先是使患者丢失了重要脏器——胆囊

切除胆囊治疗结石症，使患者丢失了一个重要的脏器。因为胆囊不仅仅是人们认为的一个只能盛装胆汁的简单的袋囊，它具有复杂的生理功能，是体内一个十分重要的消化器官和免疫器官。

（1）胆囊的储存功能

肝脏细胞每天分泌800~1000mL的胆汁，这些胆汁除了与在进餐时分泌的胆汁一起直接进入肠腔以外，余下的都要通过胆囊储存，在需要消化的时候再由胆囊排出，因此胆囊被称作"胆汁仓库"。

（2）胆囊的浓缩功能

每天流进胆囊的金黄色碱性肝胆汁中的大部分钾离子和电解质，均由胆囊黏膜吸收返回到血液中，留下胆汁中的有效成分储存在胆囊内，并且变成棕黄色或墨绿色呈弱酸性的胆囊胆汁。

（3）胆囊的分泌功能

胆囊黏膜每天能分泌20mL的白色液体。这些稠厚的黏液可以保护胆道黏膜不受浓缩胆汁的侵蚀和溶解。

（4）胆囊的排空功能

在进食3~5分钟后，食物经过十二指肠，刺激十二指肠黏膜产生一种胆囊收缩激素，使胆囊收缩，将胆汁立即排入十二指肠内，以助脂肪的消化和吸收。一般来讲，进食脂肪类食物半小时，胆囊即可将储存于其内的30~60mL浓缩胆汁全部排空。

（5）胆囊的免疫功能

胆囊每天分泌的20mL白色液体，富含免疫球蛋白（IgA），IgA在胆汁中的主要作用是清除抗原，保护胆道黏膜，部分IgA随胆汁进入肠道中，成为肠道里IgA的主要来源，它具有保护肠道黏膜不受化学及生物因子侵犯的作用。当缺少 IgA 时，可以引起小肠防御功能缺陷，出现感染性腹泻、感染性腹水及消化道来源的败血症。由此可见，胆囊是具有保护抗体作用的主要器官，这对于维持胆道系统和肠道的免疫防御具有重要意义。

（6）调节胆道系统压力的作用

胆囊凭借自身有节律的收缩和松弛状态来保持着胆道系统的正常压力。在非进餐消化的时间里，肝脏分泌的胆汁可以顺利地流入处于松弛状态的胆囊，从而避免了胆道系统压力的不正常升高，防止肝内外胆管胆汁淤滞现象的发生。与此相反，在进食和消化的时间里，胆囊有规律的收缩使胆道压力明显上升，在这种有规律的压力调节下，奥迪括约肌开放，使浓缩胆汁大量流入十二指肠腔内发挥消化作用，同时也将寄存在胆管中的细菌排入肠腔，最后排出体外。

在对胆囊这个器官各种重要作用有一定了解和认识的基础上，胆囊切除后产生的各种不正常现象也就不难理解了。

2. 切除胆囊治疗胆石症存在弊端

（1）消化不良，腹胀腹泻

由于胆汁排放的正常生理规律被破坏，特别是当急需大量胆汁帮助消化时，体内已无胆囊应答，更无储备胆汁相助，所以造成部分患者进食高脂饮食后，发生脂肪泻，成为内科难治杂症。

（2）产生反流性胃炎和食管炎

由于胆囊切除，导致胆汁由间歇性和进食有关的排泄变成了持续性排泄入十二指肠，造成反流入胃的机会增多，产生胃和食管反流性炎症。

（3）发生肝内外胆管、胆总管结石的概率增高

胆囊切除后，肝细胞分泌的胆汁沿各级胆管向外流出的阻力较正常状态明显升高，导致肝内外胆管的压力升高，因此造成肝内外胆管胆汁淤滞，导致结石的发生概率上升。

（4）胆管损伤

胆囊切除手术损伤胆管，是术中较常见的严重并发症之一。若术中未及时发现或处理不当，将造成严重后果。统计表明，胆囊切除术造成胆管损伤的概率为 0.18%~2.3%，且有一定的死亡风险。与切胆取石的方法相比，保胆取石和非手术疗法避免了悲剧的发生。

（5）胆囊切除术后综合征

这是由于胆囊切除后胆道压力增高及免疫功能紊乱所造成的，临床治疗也甚感困难。

（6）胆囊切除术使结肠癌发病率增加 4 倍

这主要是因为胆囊切除术后初级胆汁大量进入肠道，在肠道细菌的作用下，产生大量次级胆酸，导致结肠癌高发。

3. 对肝内胆管结石的治疗不能得心应手

肝内胆管结石是指肝总管分叉以上的胆管内结石。肝胆管结石的主要成分是胆红素钙，由于胆红素代谢异常，导致胆汁中未结合性胆红素钙升高，加上胆道梗阻、狭窄所致的胆汁淤滞而形成的泥沙样结石。目前肝胆管内胆固醇结石的发生率有明显增高。由于结石广泛分布在整个胆道系统，包括胆囊与肝内外胆管中，手术时难以完全清除，手术治疗后残留结石率仍高达 30% 以

上，故本病的治疗仍远未从根本上解决问题，且部分病例因为病情复杂而成难治之症，实际上肝内胆管结石的治疗是摆在医生面前的一道难题。

4. 对急性梗阻性化脓性肝胆管炎手术治疗是不得已而为之

急性梗阻性化脓性肝胆管炎是急性梗阻性胆管炎的一种特殊类型，是肝胆管结石和狭窄常见的严重并发症，是良性胆道疾病导致死亡的主要原因。由于胆管梗阻、胆汁淤滞而发生炎症，胆汁化脓，病情发展迅速，大量毒素及细菌入血，患者会中毒、休克，必须马上手术，解除胆管梗阻，使胆管减压，引流胆汁，即使是现在的手术技术水平，死亡率仍高达 50%~70%，幸存者还需再次进行手术治疗，愈后往往不佳。

5. 肝外胆管结石的手术治疗存在隐患

肝外胆管结石主要指肝总管和胆总管内的结石，分为原发结石和继发结石两种。对于肝总管及胆总管上段的原发结石，通过手术方法取尽结石后仍有很高的结石复发率，应该说目前的治疗方法和治疗效果不甚理想。通过内镜逆行胰胆管造影术（ERCP）等腔镜技术治疗胆总管下段结石打开了奥迪括约肌这个十分重要的门户。有统计表明，切开奥迪括约肌，菌胆症的发病率为88%~100%，为以后继发感染性疾病埋下了隐患。

6. 对胆源性胰腺炎的手术治疗力不从心

有人说胰腺像一只猫咪，它睡着的时候温柔，一旦醒来，猫咪就变成了大老虎，急性出血性坏死性胰腺炎就是猫咪变成的大老虎。

胆源性胰腺炎是急性胰腺炎中最常见的类型，占急性胰腺炎发病的 80% 以上，也是急性出血性坏死性胰腺炎的主要病因。目前，对急性胰腺炎的治疗主张采取非手术治疗，而手术治疗的指征只限于胰腺坏死并感染，实属无奈之举。

传统的非手术疗法基本原则是防止休克，改善循环，抑制胰液分泌，控制感染，清除炎性介质和细胞因子，支持营养，以及防止各系统器官功能紊乱、衰竭等。

由于上述各种综合治疗措施对清除梗阻在胆胰管或瓦特壶腹中的结石缺乏根本性的治疗效果，因此，这种非手术治疗方法在某种意义上讲是一种消极等待的保守方法。这种方法不能有效阻止和纠正胆源性胰腺炎由急性单纯性水肿性胰腺炎向出血性坏死性胰腺炎前进的步伐，导致坏死感染的悲剧发生，最后不得不采取手术和再手术、多次手术，以达到挽救患者生命的目的，这是一种死亡率达 35% 以上的很凶险的疾病。如果有一种治疗方法能够迅速排出胆道中梗阻的结石，那就可以达到釜底抽薪的治疗效果，也能在终止胰腺炎病情发展的道路上起到四两拨千斤的神奇疗效。

7. 降低保胆手术的复发率亟待解决

既往的保胆取石术，由于无内镜技术的帮助，是盲人取石，不可能取净结石，导致结石"复发率"极高。

然而，从 1992 年至 2007 年，北京大学第一医院张宝善教授的科研团队开展了新式微创保胆手术的研究，终于破解了"复发率"高的原因——把残石率误认为是结石复发率。

现代内镜微创保胆取石术是用纤维胆道镜进入胆囊，进行全方位检查和治疗，可以做到完全彻底地取净结石，复发率为

2%~7%，远远低于旧式原始的保胆取石术。

近年，随着微创保胆取石术的推广和开展，手术适应证放宽，但由于胆囊慢性炎症无法根除，导致微创保胆取石术的结石复发率有所上升，这对顺利推广此项技术造成了一定的影响。

特别是微创保胆手术后引发重症化脓性胆管炎的病例也时有发生，这对于手术的推广无疑是一种负能量，必须引起医务工作者的高度重视。

8. 胆石症的手术治疗存在一定风险

手术治疗胆石症、胆囊炎是目前腹部外科最常见的手术之一，全世界每年有数百万的患者要做这种手术。但是手术治疗也不是十分理想的治疗方法，有的术后还会产生并发症，并且仍有0.5%~3%的病死率，特别是因病情突然恶化而被迫施行手术者，病死率更高。一般来说，患者年龄、手术时机及是否同时患有慢性疾病，对手术疗效的影响十分明显；年龄越大，手术时间越晚，患慢性疾病越多者治疗效果越差。另外，术后感染、麻醉意外等也增加了手术治疗的风险。我国著名医学外科专家傅培彬主任就明确指出："患胆结石的患者太多，不是我们外科医生一把刀就能解决问题的，真正治疗这个病的不是手术。"因此，我们应该以创新精神努力探讨治疗胆石症的新途径。

三、胆石症手术治疗所致问题的根源

我们在质疑手术方法治疗胆石症的同时，应该充分肯定手术治疗的历史成就，手术治疗功不可没。但是，我们必须正视前进中的问题。创新与发展永远在路上，永远不会停止，在科学的道路上只有新高峰，永远没有顶峰。

对于面临问题的根源，我们认为主要有两方面的原因：其一，胆石症本身的复杂性给治疗造成困难。如肝内胆管结石本身就难以彻底治愈，有很高的残石率和再手术率。其二，手术治疗方法本身不尽合理，机体本身和自然环境一样，讲究平衡和稳定，"阴平阳秘，精神乃治"。手术治疗在某种意义上讲是一种破坏，通过这种破坏让机体应用自身保护能力实现并达到新状态下的再平衡。自然生态的平衡遭到破坏，导致人类受到气候变化的惩罚，人体受到破坏必然造成一定的并发症和后遗症。

1. 手术切胆治疗胆石症，使患者失去了胆囊

身体的"原生态"遭到破坏，内环境的稳定性必然受到影响，从而失去了自身原有的平衡和稳定。由于人体胆囊的各种功能彻底丧失，特别是调节胆道压力的功能丧失，一方面造成胆道瞬间收缩压力不足，使奥迪括约肌开放受阻，发生术后综合征；另一方面，胆道压力长期处于增高状态，造成肝内外胆管、胆总管胆汁停滞和淤滞，造成术后胆道结石的多发。

2. 胆囊炎症难以治愈

胆囊结石和胆囊炎是姊妹病，几乎所有胆囊内有结石的患者都有慢性胆囊炎。胆囊结石患者在急性胆囊炎发作一次之后，几乎不可避免地发展为慢性胆囊炎。而目前还没有哪一种药物可以根治慢性胆囊炎，各种抗生素在慢性胆囊炎急性发作期时应用有一定疗效，但对治疗慢性胆囊炎根本无效。因此，传统观念认为

慢性胆囊炎一经明确诊断，应以手术切除病变的胆囊为宜，造成这种悲剧的根本原因是胆囊本身的血液供应来自右肝动脉分支，属于末端动脉供血，血管纤细，血流量偏低。一旦胆囊出现炎症，胆囊壁水肿、增厚，胆囊壁动脉血管发生相应变化，造成管腔狭窄，影响胆囊壁血液循环，进而形成恶性循环，使胆囊炎症经久不愈，最终必须切除。因此，积极探索治愈急、慢性胆囊炎的有效途径和方法是破解这一难题并实现清除结石、保住胆囊美好愿望的关键。

3. 着力恢复胆囊正常功能是防止胆结石复发的关键

胆囊在其功能正常、胆道无异常且处于正常生活节奏的情况下完全具备彻底排出胆囊中胆汁的自身净化功能。胆囊炎和胆石症是导致胆囊功能下降乃至失去功能的两个主要原因。研究发现，胆囊炎与胆囊结石的关系有点类似"鸡生蛋，蛋生鸡"，炎症导致结石，结石又引发炎症。因此，胆囊炎常伴有结石，胆囊结石必然伴有胆囊炎。一些胆结石患者通过各种保留胆囊的治疗方法治疗后结石消失了，但很快又复发了胆结石，这是因为结石虽然清除了，但是胆囊的炎症没有治愈，而有炎症的胆囊可分泌一些致石物质，如某种类型的黏液蛋白，影响胆汁成分的浓缩和吸收，造成胆汁成分比例失调，胆汁稠度上升，影响胆囊排空，促进胆结石形成。另外，由于胆囊的自身炎症没能治愈，胆囊壁收缩功能明显减弱，影响胆囊排空的主要因素没能解决，导致胆汁淤积，形成结石是必然结局。炎症是结石复发的罪魁祸首。因此，彻底清除结石和胆囊炎症，完全恢复胆囊的正常功能是防止胆石症复发的关键一环。

4. 胆囊切除治疗胆石症的手术损伤和并发症是无法回避的问题

就目前的医疗水平，切除胆囊的手术造成胆管损伤的概率仍达 0.18%~2.3%，而且有一定的死亡风险，如造成肝总管或胆总管损伤，后果十分严重。我们应该努力探索保胆取石和非手术治疗胆石症的新途径，实现清除结石、保住胆囊的美好愿望。

参考文献

［1］张宝善.关于胆囊结石治疗的争论——与 Langebuch 理论商榷［J］.中国医刊，2007，42（5）：2-4.

［2］朱彦臣.胆囊炎胆石症防治 400 问［M］.北京：中国中医药出版社，1998.

［3］陈雨强.胆囊炎与胆石症［M］.北京：中国医药科技出版社，2009.

［4］刘建华，王文耀，孟繁杰.肝胆外科临床指导［M］.武汉：华中科技大学出版社，2008.

［5］董家鸿.胆道微创治疗必须高度重视 oddi 括约肌的保护［J］.北京：中华消化外科杂志，2012，05-002（1672-9752）.

第二章

三阶梯疗法

一、三阶梯疗法的内涵

三阶梯疗法治疗胆石症是指采用中西医结合排石系列疗法、体外冲击波碎石技术（ESWL）和以"微创保胆取石"为主要手段，以"切除胆囊"为辅助手段的外科手术方法三项技术综合治疗胆石症的方法。自1984年至2000年，我们完成了立项、研究、应用、总结、提高的全部过程，历时16年，三阶梯疗法的第一阶梯——中西医结合排石系列疗法研究成功。2001年，为了进一步提高胆石症的治疗效果，我们成功开展三阶梯疗法的第二阶梯——体外冲击波碎石技术，经过10年的探索总结，发现第一阶梯和第二阶梯疗法的联合应用，会产生1+1>2的效果。2010年成立秦皇岛宗氏医院（原秦皇岛国粹苑结石专科门诊部），引进了张宝善教授发明的微创保胆取石技术，以此为主要手段，以切除胆囊为辅助手段，形成了完整的第三阶梯治疗方法。于是一个综合治疗胆石症的新方法——三阶梯疗法治疗胆石症诞生了。

"清除结石，保住胆囊"是胆石症治疗的最终目的。三阶梯治疗方法是清除结石、保住胆囊的"法宝"。

对于中西医结合治疗胆石症人们并不陌生，1971年贺瑞麟就发明了中西医结合的排石总攻疗法，将所用中药及西药对肝细胞分泌胆汁及胆囊排出胆汁的影响与机体的排胆汁规律有机结合起来，获得了较好的排石效果。有报道显示，应用该疗法治疗217例肝胆管结石，总有效率为91.2%，其中排石率为65%，完全排石率为27%。1984年，全国27个省市62个医疗单位应用该法治疗胆石症 4905 例，总有效率为 90%，平均 62% 排石，30% 排净，死亡率为 0.63%。遗憾的是，这项十分有效的排石疗法没能得到深入研发和大力推广。所以时至今日，中西医结合排石疗法发展依然缓慢，甚至处于止步不前或明显倒退的境地。

中医学是一个极其丰富的宝库，许多中药的疏肝利胆、理气化瘀、清热解毒、通里攻下效果十分明显。中药增强肝细胞分泌胆汁的作用和促进胆囊收缩的功能特别突出，这已经被国内医学界认可。"静观如树，动若江河"生动地描绘出了胆道系统生理解剖的特点，上述两大特点正是中药排石的基本条件。

二、三阶梯疗法治疗胆石症的五大创新点

1. 是胆石症治疗的新理论。第一阶梯治疗方法，倡导以中药为主、西药为辅，强强联合，优势互补，冲洗胆道，清洗胆囊，清除胆垢，活血化瘀，恢复功能，天人合一，自然和谐，排出结石，是胆石症治疗理论的创新。

胆石症由多种因素致病，在多部位发病，过去无论中医还是西医，在治疗方法上都是单打独斗。中医药疗效不足，副作用（排石必泻）较大；西医偏于一隅，只观局部，忽视整体，只强调局部清除，造成整体受损。中西医结合治疗，扬长避短，综合发力，为胆石症治疗带来生机活力。人有恙，天有药，药有功能，机体有应答，天人合一，病可祛矣。

2. "清除结石，保住胆囊"作为胆石症治疗的目标，是治疗理念的创新。

胆石症伴随人类久矣，各种治疗方法也由来已久，其中中医延续了几千年，西医也有数百年，但是没有任何医家把清除结石、保住胆囊作为治疗目标。西医主张"一切了之"的观念，中医一直无明确目标，只有三阶梯疗法治疗胆石症明确提出"清除结石，保住胆囊"的治疗目标。

3. 自拟的"疏肝利胆排石汤，消炎利胆排石汤，化瘀利胆排石汤"三大方剂，实现了传承创新。中医关于治疗胆石症的方剂不少，但是都是强调辨证施治，一人一方，我们采用了中西医结合的方法，实现了强强联合、优势互补、取长补短、阴阳平衡，因此达到了百人一方、略加变通的独特效果。

4. 突破了胆囊炎症无法治愈的世界医疗领域的公认难题，打破了"温床理论"的束缚，实现了清除结石、保住胆囊的治疗目标，是成果创新。对于切胆治疗的并发症、后遗症，无论医生还是患者，早已心知肚明，为什么非要切胆呢？就是因为在胆石症治疗道路上存在胆囊炎无法治愈这只拦路虎。由于它的存在让无数的胆石症患者成了无胆英雄，其实这是一种无奈的选择。早在1867年西医学者就尝试保胆取石手术治疗胆石症，但是由于复发率太高，只能放弃保胆取石，无奈选择切胆手术，这个罪魁祸首就是无法治愈的胆囊炎症。我国外科鼻祖裘法祖院士曾经特别强调：重视胆囊的功能，保护胆囊的存在，发挥胆囊的作用。这充分表达了对切胆治疗的忧虑和对后生们的殷切期待。

西方医学对胃溃疡的治疗历程，长期以来采用胃大部分切除手术。直至幽门螺杆菌被发现，消化性溃疡才有了治愈之法，胃溃疡患者动辄被切除大部分胃的命运才得到根本扭转。同理，一且攻克胆囊炎无法治愈这一难题，胆结石患者被切除胆囊的命运也应能彻底改变，"清除结石，保住胆囊"的美好愿望也终将实现。

5. 三阶梯疗法治疗胆石症，实现了真正的中西医结合，古为今用、洋为中用、传承创新，开辟了一条胆石症治疗的新道路。这种综合疗法治疗胆石症，适用于胆囊结石、胆总管结石、肝内胆管结石；它帮助胆囊壁增厚、胆囊内充满结石的患者彻底清除结石，成功保住胆囊；助力微创保胆手术后并发重症化脓性胆管炎，且心、肝、肾、肺、胰、皮肤等多脏器严重受损的急危重症患者走向康复；让许许多多被三甲医院判定无药可医、年龄在 80 岁以上的体弱多病老人重获健康；让很多被多家大医院专家判定胆囊必切无疑的胆囊结石充满型、胆囊功能彻底丧失的患者，成功实现了"清除结石，保住胆囊"的愿望。实践充分证明，三阶梯疗法适用于各种人群、各个部位的胆石症治疗。

三、第一阶梯——中西医结合排石系列疗法

中西医结合排石系列疗法依据独特的"冲洗胆道、清洗胆囊、清除胆垢、疏肝理气、活血化瘀、消除炎症、恢复功能、排出结石"理论，以中药为主，西药为辅，配以特殊饮食，三箭齐发，从而达到消炎、利胆、活血、化瘀、解痉、溶石、排石七位一体的综合效应，这种疗法在各种胆石症的治疗中都能取得显著效果。

（一）中医治疗

1. 中医分型

按照中医学的相关知识，结合胆石症的临床症状、体征及有关辅助检查的特点，把胆石症分为肝郁气滞型、湿热型和热毒炽盛型三型。

（1）肝郁气滞型

胁肋及上腹部窜痛，胸闷不舒，善叹息，嗳气，食少纳差，舌淡，苔黄白或白腻，脉弦或弦细无力。患者一般不发热，血常规在正常范围。B超可见胆结石声影，西医诊断为隐性或无症状胆石症。

（2）湿热型

起病急，胁肋部呈持续性绞痛，可有阵发性加剧，腹部压痛明显或有局部肌紧张，墨菲征阳性，口苦咽干，发热或高热，尿少色黄，大便秘结，巩膜或全身皮肤发黄，舌红，苔黄或黄腻，脉弦滑。血常规示白细胞计数中度升高，肝功能轻度改变，B超可见胆囊增大，伴胆结石声影。西医属于胆石症、急性胆囊炎或慢性胆囊炎急性发作，或胆管结石不全梗阻。

（3）热毒炽盛型

胁肋持续剧痛难忍，右上腹或全腹硬满，拒按或胁下触及包块，高烧寒战，巩膜、皮肤深黄，小便短赤，呈浓茶或酱油色，皮肤瘙痒，精神萎靡不振，甚至神昏，大便燥结，舌质绛红或少津无苔，脉弦滑而数。血常规示血细胞重度升高，可达 20×10^9/L 以上，中性粒细胞明显升高，肝功能重度改变，胆红素明显升高，可达正常值的十几倍乃至几十倍。ALT、AST、ALP、GGT 均可明显改变，B 超可见胆囊肿大明显，内见结石声影或絮状物，或有胆总管扩张、肝内胆管扩张等相应改变。西医多见于急性化脓性胆管炎、化脓性胆囊炎、坏疽性胆囊炎或胆囊穿孔。

2. 基本方剂

根据胆石症的三个类型，分别自拟三个基本方剂，并且随症加减用药，确保症药相符，疗效可靠。

（1）疏肝利胆排石汤

组成：柴胡 15g，白芍 15g，枳壳 15g，香附 15g，川楝子 10g，郁金 15g，茵陈 20g，木香 15g，丹参 15g，黄芩 15g，栀子 10g，大黄 15g，鸡内金 15g，威灵仙 10g，甘草 10g。

适应证：肝郁气滞型胆石症。

方解：方中柴胡、枳壳、郁金、香附、木香、川楝子疏肝理气，行气散瘀，白芍、甘草平肝缓急止痛，茵陈、栀子、黄芩清热利湿，丹参活血化瘀，鸡内金、威灵仙化石溶石功效良好，大黄、栀子、茵陈、郁金可促进肝脏分泌胆汁，扩张胆总管及松弛奥迪括约肌，大黄通里导泻作用明显。另外随症可适当加大活血化瘀力度，增加三棱、桃仁、莪术的应用，以改善胆囊壁血液循环，加快胆囊壁炎症吸收。

（2）消炎利胆排石汤

组成：柴胡 15g，白芍 15g，枳壳 15g，香附 15g，川楝子 15g，郁金 15g，木香 15g，沉香 5g，丹参 15g，桃仁 10g，黄芩 15g，栀子 20g，金银花 20g，连翘 15g，蒲公英 30g，茵陈 40g，板蓝根 20g，黄连 10g，半夏 10g，大黄 15g，厚朴 10g，甘草 10g。

适应证：热毒炽盛型及湿热型胆石症。

方解：此方在疏肝利胆排石汤的基础上加入金银花、连翘、蒲公英、板蓝根、黄连等具有抗炎、解毒、抑菌作用的药物，同时重用桃仁，加强活血化瘀力度，加入厚朴，助大黄通里泻热，尚可随症应用金钱草、海金沙等利胆排石药物。

（3）化瘀利胆排石汤

组成：柴胡15g，白芍15g，枳壳15g，香附15g，川楝子10g，郁金15g，茵陈20g，木香15g，丹参15g，黄芩15g，栀子15g，鸡内金20g，威灵仙10g，半夏10g，三棱10g，莪术10g，桃仁10g，厚朴10g，甘草10g。

适应证：肝内外胆管结石。

方解：在疏肝利胆排石汤的基础上，重用三棱、莪术、桃仁等药物以达活血化瘀、去腐生肌、松解粘连、促进炎症吸收、解除梗阻之目的，多用于肝内外胆管结石的治疗。

（二）西药治疗

中医学应用中药治疗胆石症已有上千年的历史。在传统的中药方剂中不乏具有消炎、利胆、活血、化瘀、解痉、溶石、排石七位一体作用的排石方剂。但是，由于疗效有限，中医治疗胆石症至今发展缓慢。中药排石主要有两块短板：一是剂量内药力不足，药效有限；二是排石必泻，导致患者机体内环境紊乱，患者难以承受，年老体弱者常病情加重，甚至发生生命危险。西药总体来讲作用相对单调，缺乏具有明显排石效果且作用比较温和的药物，也就是副作用不明显的药物不多。然而西药在治疗胆石症方面也有两大长处：一是抗生素对于胆囊急性炎症疗效明显；二是西药在维持患者的生理环境稳定和能量供给方面可谓功勋卓著。尤其是近年问世的大量西制中药，如冠心宁、舒血宁、黄芪、复方丹参、丹红等注射液，活血化瘀功效突出，在治疗胆囊炎症、消除胆壁水肿和恢复胆囊功能上有一定作用。中西医结合排石系列疗法以中药为主、西药为辅，实现了"强强联合、优势互补、取长补短、阴阳平衡、天人合一、自然和谐"的排石理念。

基本方

1. 5%葡萄糖注射液250mL+维生素C注射液0.5g，每日1次，静脉点滴。

2. 0.9%氯化钠注射液150mL+注射用头孢西丁钠2.0g，皮试（－），（如头孢西丁钠过敏，改为注射用氨曲南2.0g），每日2次，静脉点滴。

3. 5%葡萄糖注射液250mL+舒血宁注射液20mL，每日1次，静脉点滴。

4. 0.9%氯化钠注射液250mL+冠心宁注射液20mL，或银杏达莫注射液20mL，或丹红注射液20mL，每日1次，静脉点滴。

5. 氯化钾缓释片0.5g，每日3次，口服。

6. 50%硫酸镁10~15mL，每日2~3次，饭后15分钟口服，视排便情况酌情增减，一般每日排便3~5次为宜。

（三）中西医结合排石系列疗法的常规治疗

1. 胆石症患者的常规检查

①血常规、尿常规；②血糖、血脂、肝功能、电解质；③凝

血四项；④肾功能及血淀粉酶（视病情而定）；⑤彩超探查肝、胆、胰、脾、双肾；⑥常规心电图；⑦上腹平片；⑧胸片正侧位（视病情而定）。

2. 第一阶段（即冲击治疗阶段）常规用药原则

（1）肝郁气滞型

西药：应用西药基本方；胆囊无炎症可不用抗生素，胆胃综合征突出者，可选泮托拉唑替换冠心宁注射液，体弱者可将冠心宁注射液换成黄芪注射液 20mL，突出灵活性、针对性。

中药：原则上用药 1~3 天，视排石情况，会诊后决定是否加减或更方。

自拟疏肝利胆排石汤，水煎，每次 1/2 剂，每日 3 次，早、中、晚餐前 30 分钟温服。

排石系列疗法第一阶段为冲击治疗，一般为 10 天（个别患者可酌情延长）。

（2）湿热型或热毒炽盛型

西药：①加大抗生素组用药剂量或联合用药（以抗革兰阴性杆菌为主）。西药基本方中抗生素改为：a.0.9% 氯化钠注射液 150mL+注射用头孢西丁钠 2g，皮试（－），每 6~8 小时静脉点滴（如对头孢西丁钠过敏，改为注射用氨曲南 1.5~2.0g，每日 2 次，静脉点滴）；b.奥硝唑注射液 0.5g（100mL），每日 1~2 次，静脉点滴（视病情而定）。

②加强护肝药物的应用：甘草酸二铵注射液 100~150mg，或注射用甘草酸苷 80mg+0.9% 氯化钠注射液 150mL，每日 1 次，静脉点滴；肝氨、白蛋白等视病情而用。

③注意水电解质平衡及热量供给。

中药：加大消炎利胆、活血化瘀、退黄降酶、解痉排石的力度。

①自拟消炎利胆排石汤，水煎，每次 1/2 剂，日 3 次，早、中、晚餐前 30 分钟温服，注意随症加减。

②常规穴位注射，取穴：肝俞、胆俞、期门、胆囊穴、足三里、上脘、中脘，轮流选 2~3 组，注红花注射液，每穴 1mL，视病情 1~2 次/日，（或同时交叉选内关、足三里，注 654-2 注射液，每穴 0.5mL）。

③随时做彩超，监视病情变化，及时会诊，观察 2~6 小时，病情一般均好转，24 小时内均可排石，最快 3 小时 20 分后排石。如病情未缓解，反而进一步恶化，出现急性化脓性胆囊炎，胆囊有发生坏疽穿孔的危险，或者胆囊已经发生了穿孔，并发生了胆汁性腹膜炎，应及时采用手术方法切除胆囊。

该型第一阶段冲击治疗一般为 15 天。

（3）肝内外胆管、胆总管结石患者的用药原则

①对于普通型，即非急性胆管炎发作，**西药**：常规治疗原则上与肝郁气滞型的用药相同（注重活血化瘀药物的应用力度）；**中药**：自拟化瘀利胆排石汤，水煎，每次 1/2 剂，每日 3 次，早、中、晚餐前 30 分钟温服。用药时间及疗程转换，如上所述。

②急性化脓性肝内外胆管炎，属热毒炽盛型的胆石症，治疗原则同上，特别注意抗生素联合应用及支持疗法的力度。待 10~15 天病情完全稳定后，转入第二阶段巩固治疗。

3. 第二阶段（即巩固阶段）常规用药原则

（1）肝郁气滞型

第二阶段为巩固治疗阶段，可单独服疏肝利胆排石汤，每次 1/2 剂，分早、晚两次服，排便次数每日 1~2 次为宜，每服药 10 天复查 1 次。

（2）湿热型或热毒炽盛型的常规用药原则

单服疏肝利胆排石汤，具体要求同上。

（3）肝内外胆管、胆总管结石患者的用药原则

中药改服化瘀利胆排石汤即可，时间及疗程转换同上。

4. 胆石症治疗第二阶梯——体外冲击波碎石治疗后配合用药

碎石治疗每两次间隔 5~10 天。碎石后用药如下。

（1）西药

碎石后 3 天内用药常规调整如下：

①原西药基本方中常规用药第 1、第 2 组不变；②原常规用药第 3、第 4 组分别改为 5% 葡萄糖注射液 250mL+香丹注射液 20mL，0.9% 氯化钠注射液 250mL+黄芪注射液 20mL 或注射用泮托拉唑 40~80mg，分别静脉点滴。

（2）中药

一律停服化瘀利胆排石汤，视病情改服疏肝利胆排石汤或消炎利胆排石汤，3 天后视病情恢复到第一阶段治疗的中药基本方案。

5. 胆石症患者的饮食

患者治疗期间原则上配合高脂餐，即早餐配合进食油煎鸡蛋 2 个，中、晚餐分别进食酱猪手半个（回民可用油煎鸡蛋代替，

素食者可用油条代替），忌食辛辣腥膻食品，禁涮火锅，其余主副食不限。

四、第二阶梯——ESWL 治疗

下列情况不应行 ESWL 治疗：①凝血机能障碍；②严重心脏病，心律失常或心功能 3 级以上；③胃、十二指肠溃疡活动期；④急性肝炎或肝功能严重损害；⑤合并急性胆囊炎、胆管炎及胰腺炎，并且发热，血白细胞计数明显升高；⑥胆道任何一处有占位病变（结石梗阻除外）；⑦慢性胆囊炎发展成胆囊萎缩，胆囊永久性丧失功能；⑧肝脏患先天性血管瘤；⑨妊娠；⑩心脏起搏器携带者。

必须强调以下两点：

1. 治疗的重心是消除胆囊炎症，恢复胆囊正常功能。原则上每 5~7 天进行一次治疗，根据病情可随时治疗。ESWL 治疗，目的是清除结石梗阻，或预防发生结石梗阻，导致产生胆囊急性炎症，从而延误治疗，给患者造成痛苦。

2. 为了尽量减少对肝脏、胆囊的损伤，必须纠正过于注重将结石击碎的效果，一味追加治疗能量，造成脏器损伤，导致肝脏血肿的发生。因此，在保证治疗有效性的前提下，尽量限制治疗能量。不但要降低电压，还要减少震波次数。以深圳新元素机 XYS.SUI-5B 为例，一般 12-14KV 每次治疗 1000~1200 次。

五、第三阶梯——微创保胆取石为主，切胆手术为辅

第三阶梯治疗的两项技术，排在第一位的是微创保胆取石（息肉摘除）技术，为什么要把这项技术排在第一位呢？主要有以下两个原因。

第一，通过应用第一、第二阶梯的综合治疗，患者胆囊炎症彻底消失，胆囊功能完全恢复正常，只是因为尚存在较大的结石，没办法通过非手术治疗排出，微创保胆取石手术是必然的选择。

第二，清除结石，保住胆囊。这是由治疗胆石症的新理念决定的。微创保胆取石技术，是解决胆囊炎症，彻底清除无法通过非手术治疗排出的直径比较大的结石的最终手段。只有这样才能使排石失败的患者（不包括胆壁畸形、胆管畸形、胆囊功能永久丧失、胆囊恶性变和极少数胆囊管结石梗阻或胆囊颈部结石梗阻的患者）实现清除结石、保住胆囊，让切胆概率降至 5% 以下。

三阶梯疗法环环相扣，密不可分，组成了清除结石、保住胆囊的"法网"，让 95% 的患者保住胆囊。由此看来，"切胆"治疗只能限于胆壁畸形、胆管畸形、胆囊功能永久丧失、胆囊恶性变及极少数胆囊管或胆囊颈部结石梗阻五种情况。切胆手术率大幅降低，应该是情理之中的事。

这里必须讨论一下关于胆囊功能如何判定的问题。

总体来看，西方医学对胆囊功能的判定有两种意见。①依据"温床学说"，只要是患了结石的胆囊，往往都是"坏"胆囊，不可救药，必须一律切除，无需判定胆囊功能。②随着微创保胆取石技术的产生和发展，西医开始注重胆囊功能，强调胆囊脂餐试验阳性，影像显示无胆囊萎缩，无明显胆壁增厚、不均，胆壁厚度小于 5mm，否则判定胆囊功能已经丧失，没办法实现微创保胆手术治疗，存在很多错判、误判。

我们认为胆石症患者的胆囊功能应该分为三种情况。

1. 胆囊功能减弱

胆囊形态正常，壁厚 5mm 以下，结石量占胆囊空间 25% 以下，脂餐试验阳性。

2. 暂时丧失功能的胆囊

胆囊形态大致正常或萎缩，壁厚 5mm 以上或轮廓不清楚，结石量占胆囊空间大于 1/3 或结石充满胆囊。但中西医结合治疗 10~15 天内开始理想排石。

3. 永久丧失功能的胆囊

具备上述条件，治疗 10 天仍无明显排石效果者，判定永久性丧失胆囊功能，对于这样的胆囊必切无疑。我们强调胆囊功能的判定，是建立在胆囊炎症可以治愈，胆囊功能完全恢复的前提下。这是推广微创保胆取石手术的关键环节。在胆囊炎症能够治愈的创新成果的引领下，彻底扭转了"温床学说"指引下"一刀切"的胆石症治疗方法，同时也极大地拓宽了微创保胆取石手术适应证，实现了清除结石、保住胆囊的目标。

六、三阶梯综合疗法治疗胆石症的流程

应用"中西医结合排石系列疗法"、"体外冲击波碎石技术"和"微创保胆取石（切除息肉）技术"的"三阶梯"疗法治疗胆石症，犹如一套完美的"组合拳"，它是实现"清除结石、保住胆囊"的法宝。

治疗程序大致如下（图1）。

第一步：在本院经过常规检查，明确胆石症的患者，根据患者或家属的意愿，按照医院中西医结合排石系列疗法常规综合用药治疗5天，一般在24小时内即可排石，根据患者症状、体征、影像学检查及相关生化数据变化和排石情况综合判定疗效，作为制订下一步治疗方案的依据。

第二步：对相关检查符合体外碎石治疗条件的胆石症患者，在征得患者或家属的同意后，按常规进行体外冲击波碎石治疗。

同时联合采用上述两个阶梯的治疗效果更加可靠，尤其是在对肝内外胆管结石的治疗中突显了"清道夫"的功能，免除了外科手术胆道取石的痛苦和风险，特别是在急性化脓性重症胆管炎和胆源性胰腺炎的治疗中显示出神奇的疗效，这也是胆囊切除后结石复发患者的理想选择。

对于胆囊结石病，通过上述综合方法治疗5天，一般可以初步判定胆囊结石患者是否同时患有肝内胆管结石及胆囊结石是否需要进行"微创保胆取石"治疗。对于确定存在肝内胆管结石和急性化脓性胆管炎的患者按"中西医结合排石系列疗法"常规冲击治疗 10~15 天后，为了达到彻底清除结石的目的，可单纯服中药治疗，总疗程 4~8 周。

对于经第一、第二阶梯治疗有希望痊愈的患者，根据患者意愿，可继续原方法治疗。注意与患者密切沟通、互动，充分尊重患者意愿，本着人性化服务的理念，及时合情合理地调整治疗方案。

第三步：微创保胆取石治疗一定要恪守"清除结石、保住胆囊、以人为本、竭诚服务"的宗旨，严格把握手术适应证和禁忌证，力争保胆成功率达 98% 以上。

对于无急性发作病史的单纯胆囊结石患者，治疗 5 天后判定无肝内胆管结石又符合手术条件，且本人同意微创保胆手术治疗，应尽快进行手术治疗，实现一期保胆。

在急性胆囊炎或慢性胆囊炎急性发作期，因胆囊炎症难以治愈的特殊性，传统观念主张直接切除胆囊。但根据我们的经验，患者可先接受为期 2 周的常规综合"冲击"治疗，随后单纯服用中药 2 至 4 周，总疗程为 4 至 6 周。在此基础上，通过微创保胆手术，大概率能够实现保住胆囊的目标，不过切胆的可能性也无法完全排除。

对于慢性胆囊炎结石充满型患者，同样有保住胆囊的希望。我院凭借丰富的治疗经验，发表了相关论文。这类患者通常需接受 4 至 8 周的规范综合治疗，经科学评估完全符合手术条件后，再通过微创保胆手术彻底清除结石，实现保胆的愿望。

我院独创的"三阶梯"治疗方法，极大地拓展了保胆治疗的适应证范围，同时有效降低了胆囊切除手术的概率。不过，并非所有胆囊都能保住。针对胆囊畸形、胆囊功能完全丧失的瓷瓶样胆囊、胆囊癌变，以及胆囊管畸形、胆总管畸形、胆囊管结石嵌顿无法排出这六种情况的胆石症患者，仍需实施胆囊摘除手术。除此之外，一般情况下都有可能实现"清除结石、保住胆囊"的目标。

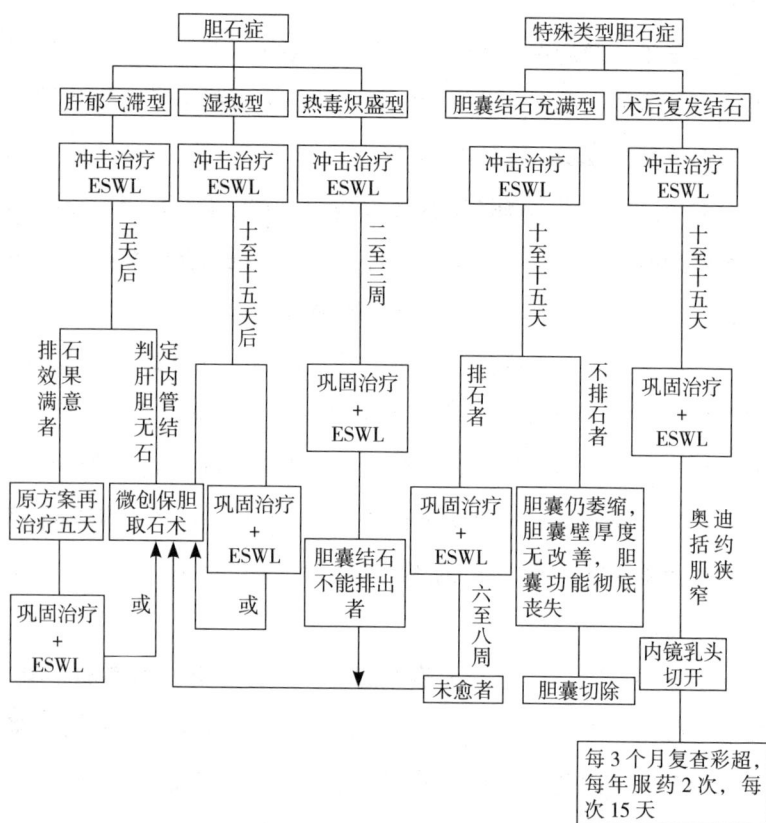

胆石症
- 肝郁气滞型 → 冲击治疗 ESWL → 五天后 → 排石效果满意者 / 判意肝胆管结石无石定内 → 原方案再治疗五天 / 微创保胆取石术（或）→ 巩固治疗 + ESWL
- 湿热型 → 冲击治疗 ESWL → 十至十五天后 → 巩固治疗 + ESWL（或）
- 热毒炽盛型 → 冲击治疗 ESWL → 二至三周 → 巩固治疗 + ESWL → 胆囊结石不能排出者 → 巩固治疗 + ESWL → 六至八周 → 未愈者

特殊类型胆石症
- 胆囊结石充满型 → 冲击治疗 ESWL → 十至十五天 → 排石者 / 不排石者 → 巩固治疗 + ESWL / 胆囊仍萎缩，胆囊壁厚度无改善，胆囊功能彻底丧失 → 胆囊切除
- 术后复发结石 → 冲击治疗 ESWL → 十至十五天 → 巩固治疗 + ESWL / 奥迪括约肌狭窄 → 内镜乳头切开 → 每3个月复查彩超，每年服药2次，每次15天

图1　三阶梯综合疗法治疗胆石症的处理流程图

注：冲击治疗指排石系列疗法中的中西医结合用药；巩固治疗指中西医结合排石系列疗法中的单服中药治疗。

七、胆石症患者的管理

1. 门诊患者的管理

门诊患者管理工作总的方针是坚持实事求是的原则，客观地宣传排石系列疗法，坚持原则性与灵活性相结合。

（1）坚持实事求是的原则，客观地宣传排石系列疗法

排石系列疗法，在当下药物排石领域堪称极为先进、科学且行之有效的治疗手段。

这一疗法具备坚实的科学理论根基。研究表明，胆石症的成因错综复杂，不过，胆汁呈现过饱和状态及胆汁发生淤滞，无疑是结石病产生的关键因素。排石系列疗法巧妙借助中药的独特功效，一方面促使肝细胞大量分泌胆汁，另一方面推动胆囊强力收缩，进而协同发挥出中西药利胆、消炎、活血、化瘀、解痉、溶石、排石这七位一体的综合效能，实现对胆道（涵盖各级胆管）及胆囊的全面冲洗，以此达成治疗肝胆系统结石的目的。简而言之，排石系列疗法的理论核心就在于，通过冲洗胆道、清洗胆囊、清除胆垢，最终实现结石的排出。

排石系列疗法包含三大要素，呈现出五大显著特点。三大要素分别为：以中药作为主导，融合中西医优势，搭配独特的饮食疗法。此三者协同发力，精准直击胆汁淤滞这一根本病因，针对"通则不痛，痛则不通"的核心症结，运用"冲洗胆道、清洗胆囊、清除胆垢、排出结石"的手段。其中，疏肝理气、消炎利胆是核心要点；活血化瘀、提升脏腑功能是关键环节；从局部入

手、把握整体状况是重要策略；兼顾共性、突出个性则是制胜法宝，从而达成治疗、预防、保健三位一体的卓越效能。五大特点具体如下：精选名贵纯中药，历经精心炮制；依据病证探寻病因，施行辨证施治；集消炎、利胆、活血、化瘀、解痉、溶石、排石于一体，兼顾治疗与预防；无论是胆固醇结石、胆色素结石，还是混合含钙结石，均能收获良好疗效；通常在 24 小时内即可实现排石，3 天内有效率高达 98.6%，1 个月内治愈率可达 56.6%，即便针对长期接受其他药物治疗却未见成效的患者，同样效果显著。

中西医结合的排石系列疗法，在国内处于领先地位，于国际上更是首创之举，成功践行了强强联合、优势互补、取长补短、阴阳平衡、天人合一、自然和谐的排石理念。

肝内胆管结石的预防与治疗，向来是肝胆外科领域的一大棘手难题。排石系列疗法通过对各级胆管的冲洗，彻底扭转了微细胆管中胆汁的淤滞状况，切实终止了已然存在的"结石前状态"，也就是胆汁的过饱和状态，极为有效地遏制了肝内胆管炎症、结石等病证的滋生与发展。

排石系列疗法疗程短暂、见效迅速、无明显痛苦，且未见显著毒副作用，治愈后不易复发。冲击治疗阶段一般仅需 10 天，1 个月内治愈率颇高，最长治疗周期为 89 天。曾有一位患者成功排出 214 块结石，其中最大结石尺寸达 23.95mm×14.95mm，直径在 10mm 以上的结石多达 37 块。然而，这样一位病情复杂的患者，仅服药 65 天便彻底康复。通常情况下，24 小时内即可启动排石进程，最快仅需 4 小时 15 分钟，即在首次排稀便时便开始排出结石。

在治疗过程中，仅有少数患者会出现轻至中度、能够耐受的排石疼痛，这与急性发作时的疼痛性质截然不同。在对 12000 余例患者的治疗过程中，极少出现结石嵌顿及因排石治疗失败而不得不改用切胆手术的情况。

该疗法经 40 多年的临床实践，已治疗 15000 余例患者，未发现明显毒副作用。治疗中每日排 3~5 次稀便为正常现象，一般无明显不适感。愈后不易复发，目前随访 236 例患者已 3 年，复发者只有 4 例（未完成全部治疗者不计其内）。只要坚持指导性预防措施，终生不复发完全可以达到。排石系列疗法是当前彻底消除胆囊炎、恢复胆囊功能的唯一有效的治疗方法。它与体外冲击波碎石、微创保胆取石联合使用，是实现清除结石、保住胆囊的三大法宝。

中西医结合排石系列疗法的适应证相当广泛，无论是胆囊结石还是肝内外胆管结石及胆总管结石，都有十分可靠的治疗效果。对于急性或慢性胆囊炎更有彻底治愈的效果。

排石系列疗法原则上不适用于心、肝、肾等实质脏器功能严重不全的患者，暂时仍无法改变胆囊和胆管畸形、胆囊功能永久性丧失及胆囊恶性变患者胆囊摘除的命运；对于妊娠和哺乳期患者及过敏体质的患者一般不予治疗。

（2）坚持原则与灵活把握相结合

恪守排石系列疗法的适应证与禁忌证就是坚持原则，具体患者具体分析就是灵活把握，做到二者有机结合需要有个过程。

排石系列疗法有着明确的适应证及禁忌证。为了保证治疗的有效率，我们必须把握治疗的适应证。但是世间任何事物都不是绝对的，在实际工作中，应用排石系列疗法，我们就成功地排出过直径 18mm 的肾结石和尺寸为 23.95mm×14.95mm 的胆总管结石。此疗法还可使肝内胆管结石患者避免手术切肝，使胆结石、胆囊萎缩患者避免手术摘除胆囊。这不是个例，而是常态。

为了最大限度地解除患者的病痛，实现清除结石、保住胆囊的目标，对无禁忌证的患者均可进行观察治疗。经过观察治疗 3~5 天，如疗效明显，患者满意，可继续治疗，否则终止治疗。

2. 住院患者的观察、管理

（1）实行"三阶梯"的治疗方法

"清除结石，保住胆囊"是我们的宗旨；"中西医结合"、"内外科结合"是我们的发展道路；"排石系列疗法"、"体外冲击波碎石"和"微创保胆取石术"是我们实现"清除结石，保住胆囊"的法宝。

首先对胆石症患者在辨证施治的基础上，采用"中西医结合排石系列疗法"进行药物排石治疗，同时加上适当的"体外冲击波碎石"治疗，达到彻底排石和部分排石的效果。最后，对于因各种原因结石不能彻底排出的患者，可以安排"微创保胆取石术（包括取胆囊息肉）"，达到"清除结石、保住胆囊"的目的。

（2）做到"四问一尊重"

"四问一尊重"即查房时一问饮食，二问便（大小便），三问睡眠，四问汗。对肝胆结石患者每天查房时，在了解饮食的情况下，第二件事就是问大便次数、颜色，搜集结石的情况，并且做到根据便次调整用药。要尊重患者的主诉，对患者的任何不适和想法均要仔细听取，认真分析，科学解答。要防患于未然，特别关注年老体弱患者的病情变化。

（3）做到"四查一量"

"四查一量"即查血压、脉搏、呼吸、心率，量体重。对年老体弱伴心脑血管病、肺心病、糖尿病患者更要时刻加以注意，严防输液速度过快诱发心肺功能不全等并发症。入院第1、第6、第11天均测量体重，协助判断疗效。

（4）突出辨证施治，做到整体把握，个性化管理

①调整剂量、剂型，使便次达每日3~5次。如个别患者每日排便6~8次，但总量不多，又无不适，也视为正常，可在严密观察下继续常规治疗。②对年老体弱合并心脑血管病、高血压、糖尿病患者应多加注意，3级高血压者用氯化钠注射液时注意升压的副作用，可改用葡萄糖注射液（糖尿病者可加适量胰岛素皮下注射）；注重活血化瘀，注意输液速度，注意心、肺、肾功能；防止脑出血、脑梗死、急性冠状动脉综合征的发生。③时刻注意药物的副作用及过敏反应。虽然在15000余例患者的治疗中，极少发现对中药成分过敏的病例，但是冲击治疗阶段用药种类较多，尤其对冠心宁、银杏叶提取物、香丹、黄芪等注射液西制中药过敏的情况有所增多，必须十分留意，及时处理，以免病情发展。

（5）随时记好病程记录

①症状改善记录：全面记录患者就诊前疼痛（包括部位、程度、频率等，如胸痛、胁肋痛、上腹及肩背疼痛）、发热、黄疸、恶心、呕吐等症状的改善及消失情况，同时记录患者的饮食情况

（每日进食种类、量）、体重变化。对于年老体弱、症状严重或思想负担较重的患者，需给予特别关注，仔细观察症状变化，认真分析数据，科学总结规律，耐心做好解释工作，关怀务必体贴入微。

②排石记录：准确记录患者首次排石及每次排石的详细信息，及时将排出的结石收集装瓶，并分类妥善保管。建立结石病展示区域，用于科普宣传，同时及时填写结石患者治疗统计表，以便后续统计分析。

③检查记录：规范记录相关影像学检查（如超声、CT 等）、辅助检查（如血常规、尿常规、离子检测、肝功能、心电图等）结果，认真进行对比分析，为得出科学结论提供依据，有效指导治疗工作。一般在患者入院第 1 天、第 6 天、第 11 天进行相关检查，并且一旦病情发生变化，随时安排复查相关辅助检查，以客观检查结果为导向，增进医患双方共识，减少医患纠纷，助力构建和谐社会。

（6）强化医患沟通，促进积极配合

患者在服药、饮食控制以及结石收集等环节，需要与医生积极配合，否则将影响治疗效果，也难以准确判断疗效。医生应秉持"积极引导，对于经多次劝导仍不配合者暂停治疗"的原则。对于不配合的患者，医生需充分沟通，了解原因并给予指导；若患者仍拒绝配合，可考虑暂停治疗，待患者态度转变后再行评估与治疗。

（7）办好医患大课堂

医患共同做到两明确、三了解、一掌握。明确诊断，明确治疗方法，了解用药，了解治疗效果，了解治疗费用，掌握预防措施。

（8）做好基础工作，形成良性运转

及时收集标本，认真填好典型病例，不断加强，持续推进结石诊疗领域的建设工作。

3. 患者管理过程中需注意的问题

（1）第一阶段治疗应注意个性化管理

针对同时罹患心脑血管疾病、高血压、糖尿病等多种慢性病的中老年胆石症患者，需秉持整体把握、个性化管理的治疗原则。密切观测病情变化，重点关注心、肺功能状态，输液速度务必放缓，统一借助输液泵精准调控。力求达成以下治疗成效：2小时内实现病情稳定或好转；24小时内启动排石进程；3天内实现自觉症状、体征、排石状况、影像学检查结果、化验指标五个维度的显著改善。

（2）第二阶段治疗需要注意的两个问题

① 第二阶段治疗的适应人群

第一阶段属于冲击治疗阶段，而第二阶段是在第一阶段治疗成果的基础上，进一步巩固与拓展疗效，是排石系列疗法的关键构成部分。第二阶段的治疗对象主要涵盖以下三类情况：

A. 针对胆囊结石呈充满型、胆囊功能基本丧失的患者开展第二阶段治疗，助力患者逐步恢复暂时受损的胆囊功能，尽可能促使泥沙样或小块状结石排出体外，推动长期处于慢性炎症状态的胆囊壁逐渐修复，直至符合微创保胆手术标准，即胆囊壁厚度缩减至4mm以内。整个治疗周期通常需4至8周。

B. 肝内胆管结石患者接受第二阶段治疗意义重大，此类患者多为胆囊切除术后人群。肝内胆管结石分布广泛，且结石与肝内胆管壁附着紧密，部分患者往往需要历经 30 至 40 天的第二阶段治疗，方可彻底康复。此外，接受过 ERCP 治疗以及胆肠吻合术的患者，由于存在逆行感染风险，结石复发概率增加，需每年定期服药，以预防复发。

C. 少数胆石症患者，因个人意愿（如拒绝微创保胆手术）、身体条件不适宜手术，或是胆囊慢性炎症严重、胆囊壁增厚等因素，接受第二阶段治疗同样关键。务必彻底消除胆囊炎症，促使胆囊功能完全恢复，从而降低结石复发风险。

②第二阶段的用药原则

遵循辨证施治理念，依据患者症状灵活调整方剂，秉持灵活有效、效不更方、确保患者无任何不适的原则。胆石症患者优先选用利胆排石方进行加减；胆囊慢性炎症患者、胆囊壁较厚或肝内胆管结石患者，则以化瘀排石方加减为首选。餐后可让患者口服 33% 硫酸镁溶液 10mL，每日 2 次，将患者大便维持在每日 1 至 2 次的软便状态为宜。

饮食方面，高脂餐可安排早餐食用油条，午、晚餐各进食 1 至 2 块红焖肉。

若第二阶段需进行体外冲击波碎石治疗，碎石后输液 3 天即可。治疗 10 天后，安排患者复查 B 超、心电图等相关检查项目，以便为后续治疗用药提供科学指导。

八、三阶梯疗法治疗胆石症的十大优势

胆石症是一种常见病、多发病。全世界的医务工作者都渴望找到一种"清除结石、保住胆囊"的有效方法。因此，可以说"清除结石、保住胆囊"不仅是广大胆石症患者的共同愿望，也是全世界医护工作者的共同心愿。

"清除结石、保住胆囊"应该是最理想的胆石症治疗结果。从1882年开创性地手术切除胆囊治疗胆石症以来，至今已有140多年，虽然使无数患者摆脱了胆石症的困扰，甚至挽救了无数胆石症患者的生命，但是，这种切除胆囊治疗胆石症的各种弊端逐渐显现，主要表现在以下方面：产生消化不良、腹胀、腹泻、反流性胃炎和食管炎；使肝内外胆管、胆总管结石的发生概率增高；手术导致胆管损伤；出现胆囊切除术后综合征；胆囊切除术后使结肠癌的发病率增加。这里有必要重温一下黄志强院士的话：作为一名普外科医生，您就无法回避胆管损伤问题；您就永远无法淡忘胆管损伤患者那种绝望和痛苦的面容；您就无法忘记您术式做尽，进退维谷的尴尬境地。

所以无论从理论还是实践上看，切除胆囊治疗胆石症的方法还不能称为一个十全十美的治疗胆石症的方法。三阶梯疗法治疗胆石症沿着"清除结石、保住胆囊"的目标积极探索。其优势体现在以下十个方面。

1. 充分发挥天然优势，因势利导，尊重自然，实现"清除结石、保住胆囊"的目标

清除结石是治疗的手段和方法，保住胆囊是治疗的理想目标。因此，充分发挥自身潜力，调动机体本身的内因，是不可忽视的努力方向，而静观如树，动若江河，恰恰是肝脏细胞和胆管正常生理功能的形象描述。在中医学的宝库中，又有许多种药物，比如栀子、茵陈、郁金、大黄等，这些药物有十分明显的促进肝脏细胞大量分泌胆汁、增强胆囊收缩、扩张胆总管和松弛奥迪括约肌的作用，产生冲洗胆道、清洗胆囊、清除胆垢、排出结石的治疗效果。

2. 充分发挥中西医药物排石优势，实现了自然和谐的排石理念

中国医药源远流长，历经数千年的发展，积累了深厚底蕴。不少中药在胆石症的治疗上展现出独特效用，相关方剂更是数不胜数。然而，中药治疗胆石症时，存在导泻这一副作用，对于年老体弱、疾病缠身的患者，这可能加重病情，甚至危及生命，成为治疗进程中棘手的阻碍；同时，在规定剂量范围内，中药药效较为温和，排石效果受限。

但不可忽视的是，中药在促进肝细胞分泌胆汁、推动胆囊收缩、扩张胆道及松弛胆总管下端奥迪括约肌等方面，有着显著且无可替代的作用，这些药理特性正是中药排石治疗的根基。此外，众多中药还具备明显的消炎利胆、退黄、降酶功效，对胆石症的治疗大有助益。

西医在稳定人体内环境方面成果斐然，西药中的抗生素在控制感染上效果突出，这使得西医西药在胆石症治疗领域占据重要地位。由此可见，中医中药与西医西药在胆石症治疗过程中，恰似并蒂双花，各绽光彩。若能将二者有机结合，如同精心搭配组成花束或花篮，定能绽放出更为绚烂的光芒。

长期以来，医务工作者围绕中西医结合治疗胆石症，开展了诸多探索。1971 年诞生的"排石总攻"疗法，便是一次较为成功的尝试与研究。尽管该疗法未能持续深入发展，但我们应深知，中医学犹如一座蕴藏无尽宝藏的宝库，中药的价值无可比拟。中西医结合无疑是一个永恒且充满探索意义的课题。当下的中西医结合排石系列疗法，在中西医结合的探索之路上又迈出坚实一步，践行了"强强联合、优势互补、取长补短、阴阳平衡、天人合一、自然和谐"的排石理念，切实达成了 1+1>2 的卓越治疗成效。

3. 高龄胆石症患者的福音

胆石症是中老年人最常见的疾病之一，胆石症的发病率随年龄的增长而逐渐增高。国外有些科学家估计，60 岁以上的老年人中有 1/3 患胆石症。老年人由于身体生理性退化，调节功能衰退，心、肝、肾、肺等重要组织器官的免疫功能、抗病能力及代偿能力都趋于下降，导致对手术的耐受性降低。老年患者常伴随一些其他慢性疾病，如冠心病、高血压、肺气肿、慢性支气管炎、糖尿病等，一身多病，病情复杂，甚至一个脏器可以有几种疾病。如在这种体质状况下发生肝胆疾病，则病情必然复杂。由于老年人对麻醉和手术应激的适应能力明显降低，手术的危险性较一般成年人高，平均手术死亡率约为 4%，超过 65 岁的老年心脏病患者，手术死亡率是年轻患者的 2.5 倍，对于 70 岁以上的高龄老人来说，胆石症的手术风险更大。在临床工作中，经常遇到 70 岁以上患有胆石症、胆道梗阻、胆管炎、胆源性胰腺炎的危重患者，因手术风险太大而选择保守治疗，病情又逐渐恶化，被医院判定为无药可医的急危重患者，通过中西医结合排石系列疗法并配合 ESWL 综合治疗后又恢复健康，这样的情况屡见不鲜。另外，这种高龄的胆石症患者不少做过胆囊切除术后复发肝胆管结石、胆总管结石，甚至有的已经做过胆总管探查或 ERCP 取石及左肝外缘切除术。有上述情况的胆石症患者，病情往往比较复杂，多为重复手术治疗患者。一方面患者对再行手术的治疗方法心存畏惧，疑虑颇多，难以接受。另一方面，我们的医生面对这种术式做尽而疗效有限的局面也会十分纠结，要面对手术无法做，保守疗法使病情每况愈下的尴尬局面。

在临床工作中，三阶梯综合治疗方法常给一些高龄危重患者带来福音。例如，92 岁女患者，患胆囊结石、肝内外胆管和胆总管结石；89 岁女患者，患胆囊结石、胆总管结石、肝内外胆管结石、急性胆管炎；86 岁女患者，患胆石症，心功能 3~4 级，同时患有冠心病、糖尿病、肺感染、高血压等多种慢性疾病。此三例患者由于不符合手术治疗条件，采用三阶梯综合疗法获得了很好的效果，恢复了健康。这方面的病例确实不少，下文再做介绍。

4. 中西医结合排石系列疗法有效降低了微创保胆取石治疗的复发率

北京大学张宝善教授带领的科研团队，经过长达 15 年的潜心钻研，最终得出结论：运用微创保胆取石治疗胆石症、胆囊结石，10 年内复发率为 2%~7%。同时，从理论与实践层面，揭开了旧式保胆取石术治疗胆石症后极易复发的真相——错把残石率当作复发率。自此，新式保胆取石术得以迅速推广与应用。在我国，微创保胆取石技术日益成熟。当下，已涌现出一批专业性极强的医疗机构与专家，国内每年开展的相关手术数量超过 10000例，胆道镜在手术中的运用也极为娴熟。国内先后举办了八次全国性的微创保胆学术论坛。2014 年，世界内镜医学协会保胆取石专业委员会正式成立，相信在不久的将来，微创保胆手术将在世界更多国家推广开来，从一定意义上讲，这是中国人对世界医学领域的一大贡献。

目前，微创保胆取石技术已被广大患者接受，医生对其认可度也在逐步提升。然而，我们必须清醒地意识到，随着这项技术的大力推广、广泛开展，术后复发率有上升趋势，这势必会成为该技术持续广泛推广的一大阻碍。著名微创保胆手术专家、北京大学首钢医院普外科刘京山教授，极为重视保胆术后结石复发的预防问题，积极主动采取一系列综合手段：对胆囊管深处、胆总管最下段进行深入探查；手术操作尽量轻柔，尽量不使用取石钳掏取结石，以此最大限度保护胆囊黏膜，减轻损伤；针对胆囊腔环形狭窄，采用胆囊部分切除的办法处理；对于胆囊壁间结石，则通过"开窗"方式取净。这些举措在防治胆石症术后复发方面取得了良好效果。青海大学附属医院肝胆胰外科教授邓勇、王海久等专家，十分注重术前胆囊功能的评估，注重区分功能性与非功能性胆石症。将胆囊具有良好存储、浓缩及排出胆汁功能者界定为功能性胆石症，反之则为非功能性胆石症。把脂餐试验阳性（脂餐前后胆囊收缩幅度>30%）、影像学检查无胆囊萎缩、无胆囊壁明显增厚及不均匀增厚、无明显水肿等情况，列为手术适应证，这有力地降低了保胆取石术后胆结石的复发概率。从实际工作中，我们认识到还有两方面需要格外留意：其一，保胆手术前，若肝内胆管，尤其是细微胆管内存在泥沙样结石，这是术后结石复发的一个重要因素，这一点已成为医疗界的共识。但要发现并确定肝内细小胆管存在泥沙样结石存在一定难度，因为这些结石属于胆色素或胆固醇性的泥沙样结石，目前尚无可靠检查手段能精准发现。其二，针对这类泥沙样肝内胆管结石，目前尚无有效治疗方法，所以在此种情况下，保胆取石术后结石复发似乎难以避免。正因如此，当医生面对同时患有胆囊泥沙样结石与肝内胆管泥沙样结石，且要求进行保胆取石手术的患者时，往往会陷入纠结，主要原因就是术后结石复发率较高。有的医院甚至直接将这类"双石"病证列为非保胆适应证，直接选择切除胆囊。实际上，即便切除胆囊，术后肝胆管结石、胆总管结石的隐患也迟早会出现，后续治疗十分棘手。以下列举两个病例。

案1：患者，男，46岁，2012年4月17日来诊。该患者曾于某三甲医院保胆取石，术后9天出现寒战、高热、重度黄疸、腹胀、恶心等症状，精神萎靡不振，全身斑片状皮疹，右上腹压痛明显，反跳痛不明显，墨菲征（＋）；白细胞19.8×10^9/L，中性粒细胞占比89%；TBIL 429.5μmol/L，DBIL 162.15μmol/L，IBIL 267.35μmol/L，ALT 277.7U/L，GGT 411.1U/L，AST 286.2U/L，ALP 488U/L；尿常规：葡萄糖（＋＋），胆红素（＋＋＋），酮体（＋＋），蛋白质（＋＋＋），白细胞（＋＋）；彩超：胆囊9.5cm×4.5cm，壁厚0.5cm，胆汁混浊，透声差，胆总管上段1.0cm，腹腔、胸腔均探及液性暗区，心电图P–R间期延长。诊断：①急性重症胆管炎；②急性胆囊炎；③胆源性胰腺炎；④肝肾综合征；⑤肺感染胸膜炎；⑥中毒性心肌炎；⑦药物性皮疹；⑧保胆取石术后。

患者来院前于某三甲医院治疗1周病情无好转，经我院治疗12小时后自感症状明显好转，发热减退，黄疸减轻，有食欲，开始排出大量淡黄色泥沙样结石。1 周后 ALT 203.0U/L，TBIL 143.73μmol/L，DBIL 59.06μmol/L，IBIL 84.67μmol/L；尿常规：胆红素（＋），酮体（±），白细胞（＋＋），蛋白质（－）。患者住院后 20 小时开始进流食且饭量逐渐增加，1 周后正常进食脂餐，病情很快恢复；住院第 14 天复查血常规、尿常规均正常，血糖恢复至正常，血生化：ALT 32.3U/L，AST 21.3U/L，GGT 63.2U/L，TBIL 22.88μmol/L，DBIL 11.68μmol/L，IBIL 11.20μmol/L，TP 71.5g/L，ALB 43.3g/L，GLB 28.2g/L；彩超：胆囊 6.6cm×2.8cm，胆囊内有多个点状强回声漂浮，胆总管内径正常，病情基本痊愈。这是一个典型的由于术前肝内胆管存在泥沙样结石，加之手术损伤，造成肝内胆管急性感染，发展成重症胆管炎，导致心、肝、肾、肺、胰多脏器功能受损害，险些酿成悲剧的案例。

案 2：2012 年，经实施微创保胆切除胆囊息肉治疗的患者，手术后 6 个月复查，胆囊内发现结石，后经过中西医排石系列疗法治疗及碎石，21 天治愈。该患者手术前各项检查及术中并没有发现胆囊内有结石，可是术后 6 个月确定了胆囊内发生结石。患者对于保住胆囊、切除息肉很高兴，但是术后却患上胆囊结石，实在难以理解和接受。我们认为这种患者手术前肝脏内的胆汁即呈现过饱和状态，术后 1~2 周内胆囊的正常收缩功能还没有完全恢复，所以这种过饱和胆汁在术后流进功能还没彻底恢复的胆囊里难以彻底排出，容易造成一定程度的胆汁淤滞，从而导致结石形成。另外，手术摘除息肉所形成的创伤，以及手术切开胆囊对胆囊造成的损伤均是造成术后胆囊功能不能立即恢复正常的原因。创伤必然引发炎症，而炎症本身就是成石的重要原因。因此，上述两种原因势必增加保胆术后的结石复发率。如果微创保胆取石手术前就常规采用中西医结合排石系列疗法进行治疗 3~5 天，通常就能发现患者的肝内胆管是否存在泥沙样胆色素或胆固醇结石。如果将这种结石清除体外，那就完全可以减少由于这种原因造成的术后胆石症的复发了。另外，中西医结合排石系列疗法具有很强的冲洗胆道、清洗胆囊、清除胆垢、排出结石的功效，所以，它对肝内胆汁过饱和状态的干预作用也十分明显。因此，中西医结合排石系列疗法能够有效地降低保胆手术后胆囊结石的复发率。

5. 胆囊结石充满型患者看到保胆的曙光

传统观念认为，胆囊结石充满型患者即便胆囊无明显萎缩，其胆囊也已丧失正常生理功能。实际上，在结石长期的机械性刺激下，胆囊结石充满型患者的胆囊壁普遍会出现水肿、增厚等炎症性改变，所以这类患者的胆囊基本失去了全部正常生理功能。然而，胆囊结石充满型患者往往有着强烈的保胆意愿。针对这类患者能否保住胆囊这一问题，经过近 20 余年的临床观察与研究，我们得出结论：胆囊结石充满型患者有希望实现清除结石、保住胆囊的愿望。

2011 年春季，我们接诊了一位来自深圳的年轻女性患者。她患胆结石、胆囊炎长达 10 年以上，有多次急性发作病史，被确诊为胆囊结石充满型也已 2 年多。入院时彩超显示胆囊轮廓消失。经过规范的中西医结合排石系列疗法，并配合胆囊颈部 ESWL 碎石治疗，第 10 天患者开始大量排石，最大结石达 1.0cm，此后排石量逐渐增多，结石呈泥沙样及块状，还混有大量蛔虫残体。住院第 15 天复查彩超显示胆囊轮廓清晰，大小正常，胆囊内可见多发结石，胆囊壁厚度为 0.5cm。随即患者出院，进入第二阶段巩固治疗，单独服用化瘀利胆排石汤 30 天。在当地进行彩超、CT 等检查后，结果显示胆囊大小正常，胆囊壁厚度为 0.3cm，内见多发块状结石。患者于 2011 年 5 月 14 日二次入院，次日接受微创保胆取石术，术中取出 6 块结石，最大的达 2.0cm，成功实现一期保胆。这是一例典型的运用三阶梯疗法治疗胆囊结石充满型的成功案例，类似案例还有不少。倘若没有第一、第二阶梯的治疗措施，胆囊壁的炎症便无法得到有效控制，胆囊功能也难以完全恢复。而若缺失第三阶梯的微创保胆取石手术，就无法最终达成"清除结石、保住胆囊"的目标。

我们深刻认识到，三阶梯疗法治疗胆石症是一项环环相扣、缺一不可的系统工程。三阶梯疗法为胆囊结石充满型患者带来了清除结石、保住胆囊的新希望。不过，需要明确的是，它并不能确保所有充满型结石患者都能实现保胆心愿。

6. 非结石性胆囊炎实现保胆的有效方法

胆囊炎患者中，90% 以上是结石性胆囊炎。由于没有发现胆囊中结石的存在，因而被称作"非结石性胆囊炎"，约占全部胆囊炎患者的 10%，远比急性结石性胆囊炎少见，但通常病情更危重。非结石性胆囊炎目前被认为有以下四种病因。

（1）梗阻性胆囊炎

由于胆囊管过长，有粘连及肿大的淋巴结、肿瘤或异位动脉的压迫等因素，可造成胆囊管梗阻、胆囊排空障碍，这成为化学刺激及细菌感染等因素致病的有利条件。

（2）化学性胆囊炎

在某些胆道梗阻因素存在的情况下，胰液反流进入胆囊时具有活性的胰酶可使胆囊发生明显的炎症变化。在一些严重脱水的患者中，胆汁中胆盐的浓度升高，亦可引起急性胆囊炎。

（3）细菌性胆囊炎

细菌的来源多样，可经血液传播，也可源自肠道，像败血症、结核、伤寒及放线菌病等病证，均可能成为细菌的"输送渠道"。

（4）创伤后或手术后胆囊炎

超声检查显示，急性胆囊炎表现为胆囊增大、膨胀，胆囊壁增厚，胆汁多呈混浊状态；慢性胆囊炎则多见胆囊壁有不同程度的增厚。在临床工作中，普遍认知是急性非结石性胆囊炎相较于结石性胆囊炎，病情发展更为迅速，起病 24 小时内便可能进展至坏疽穿孔阶段。所以，针对非结石性胆囊炎，需紧急处置。对于危重患者，可先在超声或 CT 引导下，施行经皮经肝胆囊穿刺（PTC）、胆汁引流，或者开腹进行胆囊造瘘。待患者病情好转、趋于稳定后，再行胆囊切除术。鉴于急性非结石性胆囊炎常常难以得到及时治疗，其病死率颇高，国外报道多处于 50%~77% 区间。病理解剖发现，胆囊肿胀并伴有胆汁淤积、胆囊缺血、胆囊浆膜和肌肉水肿，同时还存在弥漫性的小静脉和小动脉血栓形成。由此可见，在非结石性急性胆囊炎中，胆汁淤积、胆囊缺血、胆囊壁水肿引发胆囊壁小静脉和小动脉血栓形成，这一恶性循环过程，正是该病病情迅速进展的根本原因。此外，在临床工作中，我们发现相当数量的非结石性胆囊炎，实际上胆囊内存在着泥沙样、胆色素细小结石颗粒，粒径一般均在 3mm 以下，且可能伴有胆固醇性泥沙结石。由于这些结石体积微小、含钙量低，以目前常规检查手段难以发现。加之急性炎症时，胆囊增大、壁厚，胆汁浓稠、混浊等因素，常常给临床诊断带来一定困难，容易造成误诊。

中医所言"通则不痛，痛则不通"及"流水不腐，户枢不蠹"，极为精准地揭示出，在非结石性急性胆囊炎中，同样存在尚未查明原因的梗阻状况，进而导致胆汁淤积，引发炎症与感染，甚至可能造成更为严重的后果。

三阶梯疗法具备显著的冲洗胆道、清洗胆囊、清除胆垢、排出结石的治疗功效，能够有效避免因一次急性炎症，患者就不得不切除胆囊，甚至面临死亡的悲剧。

7. 非手术治疗胆源性胰腺炎的可靠方法

胆源性胰腺炎的治疗效果立竿见影。2018 年，83 岁的闫先生患有急性胰腺炎，同时伴有酒精性肝硬化、贫血、低蛋白血症、胸腹水、心肺功能不全、肺部感染等病证，当时其血淀粉酶高达 1200u/L，被三甲医院判定无药可医，两周后被排石系列疗法治愈，老人生命得以延续 5 年，88 岁因肝昏迷病故。

8. 切除胆囊术后复发结石的克星

140 多年来，胆囊切除术一直被视为治疗胆石症的金标准。然而，部分患者在接受胆囊切除术后，胆管内又出现了结石。这些术后结石主要有两种来源：其一为新生成的结石。有些患者肝脏排出的胆汁成分异常，胆汁中的胆固醇处于过饱和状态，极易形成新的胆固醇结石；或者因蛔虫、细菌等再次侵入胆道，破坏结合胆红素，进而容易形成胆色素结石，这类新形成的结石也被称作再发性结石。其二是手术时遗留的残余结石。导致残石的主要原因有以下四点：①急诊手术中，患者病情危重，全身状况不佳，手术时间紧迫，无法进行全面探查，也难以长时间开展手术取石。②结石数量过多，特别是肝内胆管多发结石，难以一次性全部取出。③有时术前诊断不够清晰。受医疗设备或技术的限制，无法精准判断结石的大小、位置及数量，只能盲目取石，进而造成遗漏。④结石镶嵌在肝内胆管，或者胆管存在狭窄，阻碍结石取净。

在我国，术后残余结石的发生率颇高，且胆道残余结石再手术的并发症多，死亡率也较高。针对肝内胆管结石，通常采用胆道镜取石，或将病变肝组织连同结石一并切除的治疗方法。对于肝外胆管和胆总管的残留结石，会依据结石所在部位的不同，选择微创腹腔切开取石，或者借助十二指肠镜进行胆道置管引流、行奥迪括约肌切开取石，但此方法仅适用于结石直径在1.0cm以下、数量较少的胆总管下段结石。若因既往手术导致腹腔内粘连严重，或者结石取出难度极大，则只能采用开腹手术。再次手术不仅会增加患者痛苦，手术创伤还会进一步提高结石复发的概率，形成恶性循环，此外，再次手术的风险也不容小觑。

ESWL能够对肝内外胆管、胆总管结石进行有效的碎石治疗，而中西医结合排石系列疗法如同清道夫，充分发挥冲洗胆道的作用，能像铁扫帚一样清除那些被ESWL震碎成颗粒或碎片的小结石。不过，有少数患者由于慢性炎症反复发作，致使奥迪括约肌出现增生、硬化、纤维化，丧失正常的收缩功能，大量结石在胆总管下段聚集、梗阻，甚至有引发胰腺炎的风险。为避免这种情况发生，一旦明确诊断，需立即进行 ERCP 治疗，即便要承担十二指肠和胆道门户永久开放的风险，也必须如此。

此外，采用中西医排石系列疗法，对胆囊切除患者，尤其是接受过 ERCP、胆肠吻合术治疗的患者，每年进行 1 至 2 次的冲击治疗，对于控制肝内胆道的逆行感染、预防结石复发效果显著。

特别令人欣慰的是，近年来我们应用 ESWL 和排石系列疗法成功救治了多例胆囊切除术后胆总管结石梗阻、经三甲医院行 ERCP 治疗失败、被判定为无药可医的体弱多病的高龄患者，使他们保住了生命，恢复了健康。这种治疗已成常态。

9. 降低了外科手术率，扩大了"保胆"适应证，对降低术后结石复发效果显著

微创保胆取石术自 1992 年问世以来，深受胆石症患者的青睐，同时也逐步获得同行的认可。目前，每年开展的微创保胆手术达上万例。全国性以及世界性的内镜医师协会保胆取石专业委员会相继成立，为这项技术在世界更多国家的大力推广筑牢了根基。

对于接受微创保胆取石术治疗的胆石症患者而言，胆囊需具备正常生理功能。正常胆囊壁厚度通常小于 3mm。当胆囊内存在结石时，结石的机械性刺激会致使细菌侵入胆囊壁，引发炎症、水肿与增生，使得胆囊壁出现不同程度的增厚，部分还会呈现胆囊壁薄厚不均等病理变化。一旦胆囊壁厚度达到 5mm 及以上，胆囊的正常生理功能基本丧失。并且，由于尚无任何药物能够使胆囊壁的慢性炎症完全治愈，所以当胆囊壁厚度大于 5mm 时，只能通过胆囊切除术进行治疗,患者也就彻底失去了保胆取石的机会。

值得一提的是,中西医结合排石系列疗法在治疗急慢性胆囊炎方面疗效显著。在临床实际工作中,我们成功治愈了多位胆囊壁厚度达 10mm 以上,甚至最高达 1.6cm 的急慢性胆囊炎患者。让这些胆囊功能几乎完全丧失的胆石症患者能够通过微创保胆取石治愈疾病,圆了这些患者"清除结石、保住胆囊"的梦。

正是由于我们坚持应用三阶梯治疗胆石症的方法,才实现了既有效地扩大了微创保胆取石适应证,又显著地降低了手术治疗胆石症的比例。目前,我们微创保胆手术的比例只占总患者的 27.3%,而保胆成功率达 98.3% 以上。在帮助更多的胆石症患者圆了保胆梦的同时,还达到降低手术复发率、降低手术风险的多重效果。

10. 提高了 ESWL 的效果,推动了 ESWL 治疗胆石症的开展

20 世纪 80 年代初期,ESWL 技术于德国诞生。1984 年,该技术被应用于胆石症的碎石治疗,并取得了一定成效,随即在胆石症治疗领域迅速推广、蓬勃发展,同时带动了 ESWL 在机器制造及相关产业的进步,一时之间风靡全球。

然而,随着时间推移,人们对 ESWL 治疗胆石症的效果渐生疑虑。普遍认识到胆囊结石患者的胆囊正常功能已显著下降,加之胆囊管细长且呈螺旋状的生理结构,致使 ESWL 治疗胆石症的排石效果远未达预期,最初关于其治疗效果的报道明显存在夸大成分。

正因如此,进入 21 世纪后,ESWL 治疗胆石症的应用在国际、国内医疗市场大幅收缩。目前，国内公立医院基本停止开展此项医疗业务，这一曾经风靡一时的治疗技术陷入停滞，甚至面临严重倒退的困境。

2001年，为进一步提升中西医结合排石系列疗法的排石效果，经过缜密的市场调研，我们认可了 ESWL 对胆结石的碎石功效，决定引进该技术，期望达成"1+1>2"的排石成效。20多年来，我们深入钻研不同部位、不同性质结石的定位技术，以及碎石能量与碎石效果等相关技术难题，持续探索、总结，逐步积累起成熟经验。

其一，ESWL 治疗胆石症的适用范围广泛，不仅对胆囊结石碎石效果显著，对胆总管、肝内外胆管任意部位的结石均有良好疗效，尤其在肝胆管胆色素结石的碎石方面，效果尤为突出。不过，对于肝胆管内串珠状结石，因其含钙量较高，治疗效果欠佳。

其二，在实际工作中我们发现，ESWL 能够成功击碎部分 X 线显影阳性的胆固醇含钙混合结石，并促使其顺利排出体外。

其三，中西医结合排石系列疗法在治愈慢性胆囊炎方面效果显著，可使胆囊生理功能得以恢复，这极大地拓宽了 ESWL 的治疗适应范围。

其四，针对胆囊结石充满型患者，运用 ESWL 技术对胆囊颈部结石进行碎石治疗，再借助中西医结合排石系列疗法的强力配合，往往能收获显著的排石成果。

经过24年临床碎石治疗胆石症的实践探索，我们实现了定位精准、能量适配、效果确切、安全可靠的目标。目前，我们已对多家医院的 ESWL 治疗胆石症工作予以指导，成效良好，为推动 ESWL 治疗胆石症工作的开展、造福广大患者发挥了积极作用。

三阶梯疗法治疗胆石症充分体现了外科鼻祖裘法祖院士"重视胆囊的功能，保护胆囊的存在，发挥胆囊的作用"的治疗理念；它开辟了胆石症治疗的新道路。极大限度地减少了患者因手术麻醉造成的风险、疼痛、并发症、后遗症及反复多次手术导致的因病致残、因病返贫的风险。

胆石症（涵盖胆囊结石、肝内外胆管结石、胆总管结石及胆源性胰腺炎等）患者发病后，无需前往城市、大医院，也不必寻求名医，更无需承担高昂费用，仅需前往乡镇一、二级医院，便能轻松解决问题，可达成"三节省"：一是节省国家在进口设备、器材、耗材等方面的外汇支出；二是节省国家医保费用的支出；三是节省百姓的就医开支。

此外，还能实现"四个带动"：带动体外碎石技术的开展及碎石机的再次普及；带动并助推微创保胆手术技术广泛应用；带动促进我国中药西制产业的发展；带动提升乡镇医院广大医护人员的技术水平。同时，达成"两项促进"：促进中医药走向国际舞台，促进中西医结合事业的蓬勃发展。

参考文献

［1］朱彦臣.胆囊炎胆石症防治 400 问［M］.北京：中国中医药出版社，1998.

［2］黄万成，宗晓梅.中西药结合治疗胆石症 408 例［J］.中外健康文摘，2008，5（8）：1085-1086.

［3］张宝善.关于胆囊结石治疗的争论——与 Lsongebush 理论商榷［J］.中国医刊，2007，42（5）：4.

［4］陈雨强.胆囊炎与胆石症［M］.北京.中国医药科技出版社，2009.

［5］黄万成.中西医结合、内外科结合治疗胆囊结石充满型46例［J］.健康大视野，2013，21（10）：99.

［6］刘建华，王文耀，孟繁杰.肝胆外科临床指导［M］.武汉：华中科技大学出版社，2008.

［7］刘京山.防结石复发胆囊管深处要探查［N］.健康报，2013-8-29.第8版.

［8］邓勇，王海久.胆囊功能治疗前应评估［N］.健康报，2013-9-9.第8版.

［9］刘京山.保胆外科呼唤新技术［N］.健康报，2014-6-19.第8版.

［10］黄万成.中西医结合治疗非结石性胆囊炎12例［J］.中国医疗管理科学，2014，5：246.

第三章

胆石症治疗
经验与体会

本部分集中展示了两代结石病专家历时四十余年，应用三阶梯疗法治疗胆石症的经验和体会。

2007—2014 年，团队先后发表了《中西药结合治疗胆石症408 例》等 9 篇专门阐述治疗胆石症的相关论文，随后又预见性地总结了一篇《关于预防手术治疗胆石症术后结石复发的建议》，现摘录如下。此次再版收录了《活血化瘀中药制剂在三阶梯疗法中的应用》以供分享。

一、中西医结合治疗急性重症胆管炎 6 例

（黄万成、宗晓梅、张振娟等发表于《临床荟萃》2008 年第 23 卷 13 期）

胆石症（包括胆囊结石、肝内外胆管结石、胆总管结石）是临床常见病、多发病。多数肝外胆管结石发生在胆总管下段，称之为胆总管结石，胆囊管及肝内胆管的结石也多有发生。由于肝外胆管结石梗阻、感染导致急性重症胆管炎时有发生，目前西医多采用手术方法治疗。几年来，我们对 6 例不同意手术治疗的重症胆管炎患者采用中西医结合方法治疗均获成功，现报告如下。

例 1：女，74 岁，因腹痛、寒战、黄疸、恶心、呕吐 3 天，于 2007 年 11 月 5 日入院。

查体：体温 35.8℃，呼吸 24 次/分钟，脉搏 120 次/分钟，血压 90/70mmHg，表情淡漠，周身湿冷，末梢凉，皮肤巩膜轻度黄染，心率 120 次/分钟，心律齐，双肺呼吸音粗糙；右上腹隆起，可触及椭圆形包块，大小为 16.0cm×10.0cm，触痛明

显，肌紧张（＋），反跳痛（＋），墨菲征（＋）。**辅助检查：**白细胞计数 $25.9 \times 10^9/L$，中性粒细胞占比 0.77，血红蛋白 169g/L，空腹血糖 8.6mmol/L，血尿素氮 10.4mmol/L，血钾 3.28mmol/L，血钠 132.4mmol/L，血氯 89.9mmol/L；尿蛋白（＋）；谷丙氨酸转氨酶（ALT）92U/L，天冬氨酸转氨酶（AST）64U/L，碱性磷酸酶（ALP）360U/L，γ–谷氨酸转移酶（γ–GGT）224U/L，总胆红素（TBIL）52.6μmol/L。**超声检测：**胆囊增大 11.3cm×5.6cm，壁毛糙，厚 0.5cm，内见泥沙样结石影，范围 1.8cm×1.0cm，较大者为 0.5cm×0.4cm 和 0.6cm×0.5cm 的结石影，胆囊管扩张，近端 2.1cm，远端 1.6cm，远端可见 1.0cm×0.8cm 和 0.6cm×0.5cm 的结石影，胆总管不扩张。**胸片正位：**主动脉迂曲延长，主动脉弓突出，肺纹理模糊，右侧可见小叶间线。心电图示Ⅱ、Ⅲ、aVF、V3-6、ST-T 改变。

诊断：①胆囊结石、胆囊炎；②胆囊管结石、梗阻并化脓性胆管炎；③感染性休克（早期）；④冠心病心功能 2 级；⑤2 型糖尿病。

治疗方法：

中药：自拟"解毒利胆排石汤"。由茵陈、柴胡、白芍、枳壳、栀子、厚朴、香附、郁金、延胡索、半夏、广木香、金银花、败酱、姜黄、蒲公英、虎杖、黄连、鸡内金、大黄等药组成，每日 1 剂，水煎，分两次于早、晚餐前 30 分钟口服。原则上配合高脂餐，每餐后 15 分钟口服 50% 硫酸镁溶液 15mL，每 24 小时排稀便 3~5 次为宜。

西药：①以第一阶梯治疗中西药基本方剂为主。②抗生素组选用注射用头孢曲松钠 3.0g。③活血化瘀药+0.9% 氯化钠注射液 250mL+血栓通注射液 10mL。以上 5 种药物每日常规静脉滴注

1次（用药10天）。④肝氨注射液（六合氨基酸）、20%人血白蛋白酌情应用，注意水电解质平衡。同时抗休克综合治疗。

1小时后患者休克纠正，症状明显缓解，安静入睡，2小时后进食米粥250g，11小时后排稀便1次，排出少量黄褐色泥沙样结石及3小块结石，最大5cm×0.4cm，入院24~72小时内病情逐渐好转。超声：胆囊张力逐渐下降，胆囊管扩张减轻，远端由1.6cm变为1.2cm。但胆囊管内结石增多，内见结石影4.5cm×1.2cm。

11月8日下午，患者病情变化，腹痛加剧。超声：胆囊增大12.0cm×5.4cm，胆总管扩张，近端2.0cm，远端1.2cm，内见结石堆积4.5cm×1.2cm，此时患者已72小时不发热，白细胞计数9.8×10^9/L，CT检查除外肝占位性病变。于11月8日18时30分进行胆总管体外冲击波碎石（应用上海交大南洋医疗器械有限公司生产的JDP-AⅢ型双波源体外冲击波碎石机，条件：电磁波源，电压16KV，冲击次数为1800次）。碎石治疗中腹痛突然明显减轻，当晚21时30分进米粥500g。

11月9日5时排出大量泥沙样及块状结石，最大0.7cm×0.5cm，8时超声报告：胆囊大小8.7cm×4.4cm，胆总管1.1cm，内见结石堆积影，范围2.8cm×1.0cm，大者0.9cm×0.7cm。病情迅速好转，11月11日腹部包块消失，压痛消失。11月18日开始单服中药治疗。11月24日超声示胆囊大小7.1cm×2.6cm，内见结石影，分别为0.6cm×0.4cm、0.4cm×0.4cm。继续服中药治疗，随访病情无复发。

例2：女，76岁，因上腹及后背剧痛、寒战、发热、黄疸、恶心、呕吐反复发作，以胆囊结石、胆总管结石、胆管炎在外院治疗 1 周，症状减轻，但仍有低热、恶心、呕吐。

超声报告：胆囊形态饱满，体积增大为 11.6cm×3.9cm，壁不厚，毛糙，可见泥沙样结石影，沉积范围 2.2cm×1.6cm，胆总管扩张，近端 1.5cm，远端 1.1cm，内见 1.3cm×1.0cm、1.2cm×1.0cm、1.0cm×0.8cm 的结石影。

2007 年 11 月 1 日，采用上述方法治疗 4 小时腹痛症状消失，即进高脂饮食，8 小时后复查超声，胆囊大小 8.9cm×2.5cm，胆总管近端 1.2cm，远端 0.7cm，11 小时后排出泥沙样结石及小块状结石，最大径 0.5cm×0.4cm。11 月 6 日超声：胆囊大小正常，壁毛糙，内见结石影 1.8cm×0.8cm，最大 0.5cm×0.4cm，胆总管扩张 1.0cm，内见结石影 1.0cm×0.8cm、1.0cm×0.6cm、0.9cm×0.5cm，当日行胆总管体外冲击波碎石治疗 1 次（应用仪器条件同上），11 月 7 日排出 5 枚结石，最大直径 1.0cm，无任何不适。11 月 21 日，超声跟踪发现胆总管扩张 1.4cm，内见 1.1cm×0.8cm、0.9cm×0.8cm 两块结石影，又进行第 2 次碎石治疗（条件同上）。12 月 6 日复查超声，胆囊内有一横隔，隔下可见几枚结石影，最大 0.6cm×0.4cm，胆总管 0.8cm，嘱患者口服熊胆胶囊，配合体位排石治疗，定期复查。

例 3：男，58 岁，寒战、发热、腹痛、恶心等症状反复发作 3 年。2006 年 10 月 15 日，因上述症状加剧，伴黄疸就诊。白细胞计数 $19.5×10^9$/L，中性粒细胞占比 0.92。肝功能：TBIL 142.7μmol/L，DBIL 71.6μmol/L，IBIL 71.1μmol/L，ALT 256U/L，AST 124U/L，ALP 206U/L，γ-GGT 1228U/L。超声检测：胆囊增大为 13.1cm×6.7cm，壁稍厚，肝外胆管扩张 1.2cm，内探及多块结石，范围

4.0cm×1.1cm。

诊断：①急性胆囊炎；②肝内外胆管结石并胆管炎。治疗方法大致同上，用药后病情缓解，入院 6 小时开始排稀便，并排出少量泥沙样胆色素性结石，消化道症状明显减轻，开始进半流食，病情稳定。10 月 25 日（入院 10 天后）症状消失，食欲正常，黄疸减轻，并开始排出黑色、有光泽、松脆的粒珠样结石，直径 0.4cm，排石量逐渐增多。10 月 30 日出现明显排石痛，持续约 2 小时，症状缓解，第 2 天排出 1 大块 1.5cm×0.9cm 的结石，中西医结合治疗 15 天，单服中药治疗 28 天，共排出 313 枚块状结石及泥沙样结石。2006 年 11 月 27 日查肝功能：ALP 205U/L，γ-GGT 278U/L，IBIL 24.6μmol/L，DBIL 12.9μmol/L，ALT 49U/L，AST 44U/L。超声报告：左右肝内胆管有结石影，大小分别为 1.8cm×1.0cm 及 1.7cm×0.9cm；胆总管扩张 1.1cm，内可见 1.3cm×0.6cm 的结石影，胆囊内有多个粟粒样结石影。后又服中药 2 周，排出大量结石，患者未再复查，经随访，至今无不适。

例 4：女，73 岁，胆囊切除 7 年，因寒战发热、腹胀痛、黄疸、呕吐于 2006 年 3 月 18 日入院。

超声检查：胆囊缺失，肝内外胆管扩张，胆总管扩张 2.2cm，内见结石堆积，范围 3.2cm×1.8cm。经上述方法治疗，12 小时后开始排石，症状消失。5 天后超声：右肝内胆管结石 1.2cm×0.7cm，胆总管扩张 1.2cm，内见 0.8cm×0.6cm、0.6cm×0.6cm、0.6cm×0.4cm 的结石影。住院 5 天，主动出院，门诊口服中药 10 天，至今未复发。

例 5：男，54 岁，患胆石症 4 年。2004 年 9、10 月间反复发作，右上腹疼痛、恶心呕吐、黄疸，经抗炎、口服排石药物症状缓解。11月上述症状加重，在外院静脉滴注甘草酸二铵注射液（甘利欣）、苦参碱等治疗2周症状无缓解，且黄疸加重，不能进食，有时寒战发热，于2004年11月15日来院。

查体：体温37.7℃，呼吸20次/分钟，脉搏60次/分钟，血压120/80mmHg，精神萎靡，巩膜、皮肤重度黄染，心肺正常，腹饱满，右上腹压痛明显，肌紧张（＋），墨菲征（＋），下肢水肿（±）。白细胞计数15.8×10^9/L，中性粒细胞占比0.78；ALT 63U/L，AST 66U/L，ALP 323U/L，γ-GGT 122U/L，TBIL 511.0μmol/L，IBIL 180.7μmol/L，DBIL 330.3μmol/L，总蛋白69g/L，白蛋白39g/L；白球比1.3。超声报告：胆囊充盈指数正常，壁厚0.3；胆囊内见多个偏强回声，后伴声影，随体位变化而移动；其最大直径约为2.6cm，肝内胆管轻度扩张，肝外胆管1.2cm，肝外胆管中下段可见偏强回声，大小约为1.0cm×0.7cm，后伴声影。

诊断：①胆囊结石；②肝内外胆管结石并胆管炎；③胆汁淤积性肝炎。

应用上述方案治疗，患者口服中药1小时后腹痛明显减轻，恶心呕吐等症状消失，进食汤面500g，中午开始进高脂餐，服药后10小时开始排稀便，并排出部分泥沙样胆固醇结石，以后排石量逐渐增加，食欲好转，高脂餐后无任何不适，黄疸逐渐消退。11月18日（治疗4天后）查肝功能：TBIL 303.1μmol/L，IBIL 101.6μmol/L，DBIL 201.5μmol/L，AST 55U/L，ALP 168U/L，γ-GGT 106U/L，余正常。

上述方案治疗15天后（中药方剂随症加减）排出大量泥沙样胆固醇性结石和胆色素性结石及块状混合型结石，最大

1.0cm×0.8cm。肝功能：ALT 66U/L，AST 93U/L，ALP 180U/L，γ-GGT 109U/L，TBIL 130.5μmol/L，IBIL 103.9μmol/L，DBIL 26.6μmol/L，余正常。11 月 30 日开始单独用中药治疗，药味随症状加减。2005年 1 月 4 日查肝功能：ALT 40U/L，AST 62U/L，γ-GGT 59U/L，TBIL 29.6μmol/L，DBIL 3.0μmol/L，余正常。超声检查：胆囊体积正常，壁稍厚，毛糙，其内可见多个结石，最大 0.8cm×0.6cm，连续服中药至 2005 年 1 月 25 日，肝功能正常。超声示胆囊壁厚0.3cm，无结石声影，经治疗痊愈。

例 6：男，63 岁，2001 年 9 月 14 日因胆石症发作，在当地二级医院住院治疗 1 个月，先后出现寒战、发热、腹痛、黄疸、休克、昏迷等五联征，病情危重。1 个月体重下降 11.5kg，10 月15 日出院时有微热，仍不能进食。超声报告：胆总管扩张 2.6cm，内见多块结石影，最大 1.8cm×1.2cm，为胆囊结石充满型。10 月19 日采用上述方法治疗，8 小时后开始排出块状结石（胆固醇钙混合结石）8 块，均直径 1.0cm 以上，症状立即明显减轻，共治疗 65 天（中西医结合治疗 15 天，单服中药治疗 50 天），排出 214 块结石，最大块 2.4cm×1.5cm，其中直径 1.0cm 以上结石37 块，总重量 21.76g，患者痊愈。

讨论：急性重症胆管炎的主要表现为 Charcot 三联征。当病情进一步发展时，除上述体征外，还有血压下降、精神症状及Reynolds 五联征。但有时因发病时间、患者年龄、病变部位及肝脏损害的程度不同，临床症状、体征及病理、生理的改变有较大的差异。1983 年，中华医学会外科学会确定了急性重症胆管炎的诊断标准。即临床上出现休克或下列 6 项指标中的 2 项，即可界定为急性重症胆管炎：①精神症状；②脉搏超过 120 次/分；③白细胞计数>20×10⁹/L；④体温超过 39℃或低于 36℃；⑤胆汁为脓性，切开胆管时，胆管内压力明显增高；⑥血培养阳性。此标准对胆管炎患者危重程度的评估和诊断治疗具有重要的指导作用，迄今仍在临床沿用。但这一经验性的诊断标准对确定急性重症胆管炎有一定的误诊率。胆石症合并急性化脓性胆管炎的患者存在两大问题，即梗阻和感染，但两者互为因果，主要矛盾仍然是梗阻，通则不痛、痛则不通就是这个道理。自拟"解毒利胆排石汤"，诸药配伍，具有十分强大的疏肝利胆、清热解毒、理气止痛之功效。黄芪、丹参、血栓通注射液等药能扩张血管，抑制血小板聚集，降低血黏度，活血通脉，消栓抗凝，其改善微循环的补血升阳功效更是毋庸置疑。这种有机的中西医结合方法强强联合、优势互补，符合阴阳平衡、天人合一的和谐理念，取得了消炎、利胆、解痉、溶石、排石五位一体的综合效应。这种中西医结合的排石方法在各种胆石症的治疗中都取得了显著的效果。

参考文献

陈积圣，霍景山，陈贵花.急性重症胆管炎的病情评估和治疗措施［J］.新医学，2007，38（10）：678-680.

二、中西药结合治疗胆石症 408 例

（黄万成、宗晓梅、张振娟等发表于《中外健康文摘》
2008 年第 5 卷第 8 期）

胆石症包括肝内外胆管结石、胆囊结石和胆总管结石。为

临床多发性、难愈性疾病。长期以来，如何应用非手术方法有效地治疗胆石症成为一个重要的研究课题。本文将 2002 年 2 月—2008 年 2 月应用以中药为主，中西药结合，配合特殊饮食等综合治疗措施的"排石系列疗法"治疗 408 例胆石症总结如下。

1. 临床资料

408 例患者中，男 178 例，女 230 例，其中年龄最小 12 岁，最大 86 岁；胆囊结石 341 例，急性发病 37 例（此类患者均有肝功能改变，尤以胆红素、γ-谷氨酸转移酶、碱性磷酸酶升高明显，最高可达总胆红素 511.0μmol/L，γ-谷氨酸转移酶 1228U/L，碱性磷酸酶 360U/L），肝内胆管结石 14 例，其中胆囊结石并化脓性胆管炎 6 例（已单独报道）。

2. 治疗方法

2.1 第一阶段治疗

①中药治疗：对于隐性结石和隐痛结石患者，采用自拟利胆排石汤加减，水煎服，每日 1 剂，早、晚餐前 30 分钟温服；对于上腹痛症状明显和急性发作疼痛的患者，采用自拟消炎利胆排石汤加减，水煎服，视病情每日 1~1.5 剂，分 2~3 次饭前 30 分钟口服。②西药治疗：A. 以第一阶梯中西药基本方为主。B. 抗生素选用注射用头孢曲松钠（菌必治）2.0g，皮试（－）。C. 活血化瘀药加用 0.9% 氯化钠注射液 250mL+血栓通注射液 10mL；以上药物每日 1 次常规静脉滴注。D. 维生素 K 注射液 10mg，黄体酮注射液 20mg 酌情肌注。E. 甘草酸二铵注射液（甘利欣）、肝氨注射液（六合氨基酸）、20% 人血白蛋白、普通胰岛素等酌情应用，氯化钾缓释片 0.5g，日 3 次，口服。上述为第一阶段，也称排石

系列疗法的冲击阶段用药，一般 5~10 天，特殊情况应用 15 天。这期间原则上配合高脂饮食。经过冲击治疗，患者自觉不适症状很快消失或明显缓解，最快 6 小时内即开始排石（一般不超过 24 小时均可排石），最快 3 天内即可彻底排石痊愈。5 天后复查肝功能，各项异常指标明显改善。

2.2 第二阶段治疗

单纯以中药口服，自拟疏肝利胆排石汤或化瘀利胆排石汤，视病情加减，每日 1 剂，分 2 次饭前 30 分钟口服，最短用药 3 天治愈，最长 189 天。

3. 结果

3.1 疗效判定

①胆石症症状消失；②超声检查无结石声影；③连续 3 天服药也无结石排出。具备以上三点为痊愈。结石症状消失，排出大部分结石为显效；结石症状消失，排出部分结石（影像学检查示缩小 30%~50%）为好转；结石症状消失，排出结石量不多（影像学检查示缩小小于 30%）为无效。

3.2 治疗结果

住院 205 例，占 50.25%；显效 177 例，占 43.38%；好转 20 例，占 4.90%；有效率为 98.53%；无效率为 1.47%。无效多因胆道狭窄、胆囊内有横隔，且为隔上结石，胆囊萎缩无功能等。

4. 讨论

排石系列疗法以冲洗胆道、清洗胆囊、清除胆垢、排出结石的理论为指导，采用中药为主、中西药结合、特殊饮食相结合的综合措施，并针对部分患者配合体外冲击波碎石技术，在胆石症治疗中取得了显著成效。它具有两大特点：①自拟的疏肝利胆排石汤、消炎利胆排石汤和化瘀利胆排石汤等方药，组方独特，采用的纯中药配方药物具有强大的消炎、利胆、解痉、溶石、排石五位一体的功效。冲击阶段治疗时配合西药血栓通、黄芪、丹参等益气、活血、化瘀药物，极大地提升了脏腑功能，增强了排石效果的同时，扩大了治疗范围，提高了治疗的安全性和效果。②排石必泻，腹泻时水电解质必失衡，这是中药治疗结石症的一大缺憾。排石系列疗法中的常规输液治疗，有力地保证了患者内环境的稳定，高脂餐的配合更有利于胆汁的分泌及胆囊的收缩。

排石系列疗法强强联合、优势互补、取长补短，在治疗中充分体现了阴阳平衡、天人合一、自然和谐的排石理念，是药物排石的一种有效方法。

三、三阶梯综合方法治疗老年胆石症 25 例

（黄万成、宗希凤、徐志忠等发表于《健康大视野》
2013 年第 21 卷第 18 期）

胆石症是一种常见且多发的疾病，据相关资料显示，我国胆石症发病率约为 8.9%。目前，传统的胆囊切除术（包括腹腔镜胆囊切除术）在胆石症治疗中仍占主导地位。近年来逐渐兴起的微创保胆取石术发展势头良好，满足了众多期望"保胆"患者的需求。然而，相当一部分老年胆石症患者，因年迈体弱，同时还伴有其他老年性慢性疾病，不能承受外科手术创伤，造成外科医师束手无策的尴尬局面。面对危重患者无药可医的结局，每位医护

人员的心情都十分沉痛，患者及家属更是难以接受。

我院 2011 年 1 月至 2012 年 12 月共收治 71 岁至 92 岁高龄胆石症患者 25 例，其中 23 例属高危和极高危患者，2 例危重患者。经采用"中西医结合排石系列疗法""体外冲击波碎石技术"和"微创保胆取石术""三阶梯"综合疗法，取得了良好的临床效果。总结如下。

1. 临床资料

本组胆石症患者 25 例，包括男性 11 例，女性 14 例，年龄 71 至 92 岁。其中，胆囊结石并肝内胆管结石、胆总管结石患者 17 例，均有腹痛、发热、黄疸三联征及肝功能异常；单纯胆囊结石 3 例；胆囊切除术后并发肝内胆管结石、胆总管结石 5 例；25 例患者中有 11 人同时患有高血压、糖尿病、冠心病（心功能 2~4 级 7 人）、肺内感染中的三种或四种疾病；有 13 人同时患有两种疾病，只有 1 人患高血压 2 级。

2. 治疗方法

2.1 中西医结合排石系列疗法

第一阶段治疗

2.1.1 中药治疗：对于 17 例患有胆囊结石、肝内胆管结石、胆总管结石，并伴有腹痛、发热、黄疸三联征的患者，治疗策略以消炎利胆、疏肝理气、活血化瘀为主。采用自拟的消炎利胆排石汤加味，将药材水煎后服用，每次剂量为 1/2 剂，每日服用 2 至 3 次，分别于早、中、晚餐前 30 分钟温服。

针对胆囊切除术后并发肝内胆管结石、胆总管结石，但无明显感染症状的患者，运用自拟的化瘀利胆排石汤加减进行治疗。

同样采用水煎服的方式，每次 1/2 剂，每日 2 至 3 次，在早、中、晚餐前 30 分钟温服。

对于单纯胆囊结石患者，则选用利胆排石汤加减，以水煎服，每次 1/2 剂，每日 2 至 3 次，于早、中、晚餐前 30 分钟温服。

2.1.2 西药治疗：①西药使用遵循常规用药规范。②抗生素组选用注射用头孢派酮舒巴坦钠 3g（生产厂家：山东瑞阳制药有限公司，国药准字 H20013190）。③依据患者具体病情，酌情使用甘草酸二铵注射液、肝氨注射液、20% 人血白蛋白、普通胰岛素等药物。

此为第一阶段治疗，即排石系列疗法的冲击阶段用药，疗程一般为 10 至 15 天。在此期间，原则上建议患者配合高脂饮食。经过冲击治疗，患者自觉不适症状通常会迅速消失或得到明显缓解。一般在 24 小时内，患者便会开始排出胆色素性结石或混合性结石，每日大便次数控制在 3 至 5 次较为适宜。治疗约 10 天后，大便颜色会逐渐从褐色转变为黄色。

第二阶段治疗

该阶段单纯采用中药口服，以自拟的化瘀排石汤为主方，根据患者病情适当加减。每日服用 1 剂，分 2 次在早晚餐前 30 分钟温服。第二阶段治疗最长用药时间为 30 天。其中，有 2 例患者在第一阶段用药 5 天后（处于围手术期处理阶段），经检查判定肝内胆管无结石，随后立即接受了微创保胆取石手术。

2.2 体外冲击波碎石治疗

本组 25 例患者均接受了体外冲击波碎石治疗。依据结石在肝内胆管、胆总管、胆囊等不同分布部位，分别进行针对性的碎石操作。其目的在于击碎梗阻或嵌顿在肝胆管内的结石，打通排石通道，确保肝胆管结石能够顺利排出体外。冲击波体外碎石治疗次数最少为 1 次，最多达 6 次，每两次治疗间隔时间为 10 至 15 天。实践证明，将体外冲击波碎石治疗与中西医结合排石系列疗法恰当配合，能够取得极佳的治疗效果。

2.3 手术方法治疗

本组有 2 例患者，其胆囊结石体积较大，最大结石尺寸达 2.2cm×1.8cm，且结石数量较多，最多的有 7 枚，同时结石含钙量高，导致体外冲击波碎石及药物排石均无法达到预期效果。这 2 例患者，1 例为男性，1 例为女性，年龄分别为 75 岁和 80 岁。最终，这 2 例患者均接受了微创保胆取石手术，术中同时摘除了 4 枚胆囊息肉。手术顺利，一期保胆成功，患者术后 1 周康复出院，截至目前未见复发。

3. 结果

3.1 疗效判定（自拟标准）

① 胆石症相关症状及体征完全消失。

② 成功搜集到患者排出的结石。

③ 因结石引发的肝功能异常恢复至正常水平。

④ 经彩超检查，未发现结石声影。

⑤ 患者继续连续服药 1 周，无结石排出。

满足以上 5 点判定标准的患者，视为痊愈。满足第①②③项标准，且经彩超检查结石影像缩小 50% 以上的患者，判定为显效。满足第①②③项标准，但彩超检查结石影像缩小不足 50% 的患者，判定为好转。治疗 5 天内，患者无结石排出，且彩超检查结石影像未见缩小的，视为无效。

3.2 治疗结果

经过治疗，本组 25 例患者中，治愈 15 例，治愈率为 60%；显效 8 例（其中 6 例行 ERCP 成功），占比 32%；好转 2 例，占比 8%。总体有效率达 100%。

4. 讨论

胆石症作为一种常见且多发的疾病，随着患者年龄的增长，发病率呈逐渐上升趋势。相关资料显示，70 岁以上老人的发病率在 20% 至 50% 之间。本组 25 例患者均为 71 至 92 岁的高龄老人，大多合并高血压、糖尿病、冠心病、肺部感染及胆道感染等多种疾病。由于年老体弱，身体机能衰退，无法承受传统手术治疗带来的创伤，治疗陷入困境，预后不容乐观。

我院采用"中西医结合系列排石疗法"、"体外冲击波碎石技术"和"微创保胆取石术"相结合的"三阶梯"综合治疗方法，为这些高龄患者带来了转机，使他们重获健康。

实践证明，"中西医结合排石系列疗法"、"体外冲击波碎石技术"和"微创保胆取石术"组成的"三阶梯"综合治疗方案，在胆石症治疗方面展现出独特的优势和显著的效果，值得进一步深入探索、总结经验并持续优化。

参考文献

［1］黄万成. 中西医结合治疗急性重症胆管炎 6 例［B］. 临床荟萃，2008，23（13）：966.

［2］张宝善. 关于胆囊结石治疗的争论——与 Langenbuch 理论商榷［A］. 中国医刊，2007，42（5）：2.

［3］朱彦臣. 胆囊炎胆石症预防 400 问［M］. 北京：中国中医药出版社，1998.

四、三阶梯综合疗法治疗急性胆囊炎 56 例

（宗晓梅、宗鹏、黄万成等）

急性胆囊炎是胆囊结石常见的一种并发症，约 90% 的急性胆囊炎由胆囊结石引发。当下，针对急性胆囊炎、胆石症的治疗，一般多主张在急性期采用非手术治疗，绝大多数患者的症状能够得到缓解，待完全恢复 6 周后，再择期进行手术切除胆囊。倘若病情经非手术治疗无法得到控制，发展为急性化脓性胆囊炎，存在胆囊坏疽穿孔风险，或者胆囊已穿孔并引发胆汁性腹膜炎，就应及时转为手术疗法，切除胆囊；也可依据病情酌情施行胆囊造瘘术，后续再择机切除胆囊。

我院自 2011 年 1 月至 2013 年 12 月，三年里应用"三阶梯"综合疗法对 56 例急性胆囊炎、胆石症患者进行综合治疗，取得了"清除结石、保住胆囊"的理想效果。

具体情况总结如下。

1. 临床资料

1.1 一般情况

本组纳入急性胆囊炎、胆石症患者 56 例。其中男 32 例，女 24 例，年龄区间为 41 岁至 65 岁，其中 40 例为首次发作，16 例有反复发作病史，慢性胆囊炎病史最长达 20 年。56 例均有突发右上腹或后背剧烈持续疼痛，疼痛呈阵发性加剧，并伴有恶心、呕吐等症状。50 例患者出现发热症状。体格检查发现，56 例患者均存在右上腹压痛，48 例出现肌紧张，16 例有反跳痛，8 例胆囊肿大。

1.2 血常规

白细胞计数>10×10^9/L 的 54 例，白细胞计数>20×10^9/L 的 1 例，中性粒细胞占比>70% 的 55 例，最高达 93.8%。

1.3 彩超

胆囊增大，胆囊壁厚度 0.4~1.6cm，胆结石充满型 5 例，最大结石直径 2.8cm，胆汁呈絮状物 7 例。

2. 治疗方法

2.1 中西医结合排石系列疗法

第一阶段治疗

2.1.1 中药治疗：均属湿热型胆石症，以消炎利胆、清热祛湿、疏肝理气、活血化瘀为主，采用自拟消炎利胆排石汤加味，水煎服。每次 1/2 剂，每日 3 次，早、中、晚餐前 30 分钟温服。

2.1.2 西药治疗常规：①以第一阶梯中西药基本方为主；②加大抗生素用量，注射用头孢西丁钠 2.0g，皮试（－），2~4 次/日，静脉点滴，视病情酌定；③甘草酸二铵注射剂、肝氨注射液、20% 血白蛋白及胰岛素等药物视病情酌用。

上述为第一阶段即冲击治疗阶段用药，一般为 10~15 天。上述治疗期间，原则上配合高脂餐；经过冲击治疗，患者自觉腹痛、发热等症状很快缓解或消失；一般 24 小时内均可有胆固醇或胆色素性结石开始排出，最快 6 小时即排出；排大便次数每 24 小时控制在 3~5 次为宜。治疗 10 天后，大便颜色逐渐由褐色变成黄色。

第二阶段治疗：单纯以中药口服，可采用自拟化瘀排石汤或疏肝利胆排石汤，视病情酌定，每日 2 次，早、晚餐前 30 分钟温服，每次 1/2 剂，第二阶段治疗最长用药 40 天。

2.2 体外冲击波碎石治疗

本组 56 例患者均进行 ESWL 治疗。其中 50 例发热患者及白细胞升高患者经 2~5 天治疗后，均体温正常、白细胞计数正常，症状明显改善，再行 ESWL 治疗，一般治疗 2~6 次不等，每隔 10 天治疗 1 次。

2.3 手术方法治疗

微创保胆取石手术是第三阶梯治疗方法。本组有 3 例患者结石较大，最大直径 2.8cm × 1.6cm，结石较多，最多为 192 块，并且结石为含钙量高的胆固醇结石，无法达到碎石成功和有效排石之目的，均经规范治疗后，符合微创保胆手术条件，采取微创保胆或同时配合胆总管探查取石术治愈。

3. 讨论

胆囊结石是导致急性胆囊炎的首要因素。一旦胆囊内的结石卡顿在胆囊管、胆总管或者胆囊颈部，便会致使胆汁排泄受阻，出现胆汁淤滞、浓缩的情况。与此同时，肠道细菌逆行进入胆囊，在这相对密闭的环境中迅速滋生繁殖，进而引发胆囊壁与胆管的化脓性炎症。由于胆汁流出通道被堵塞，受感染且已化脓的胆汁无法排出，胆囊壁又不断渗出炎性物质，使得胆囊腔内压力急剧上升，胆囊的血液供应受到影响，如此便形成了恶性循环，最终可能致使胆囊坏死甚至穿孔。

目前，外科手术是治疗急性胆囊炎的主要手段，医生会依据患者病情，选择择期切除胆囊或立即切除胆囊。一般来说，急性胆囊炎患者往往不符合微创保胆的条件。因此，怎样助力急性胆囊炎患者达成"清除结石、保留胆囊"的期望，成为医学领域亟待研究的重要课题。

经过 30 多年的潜心研发与大量临床实践，中西医结合排石系列疗法展现出了卓越的"消炎、利胆、活血、化瘀、解痉、溶石、排石"七位一体的综合功效。以自拟的消炎利胆排石汤为例，方中柴胡、枳壳、郁金、香附、木香、川楝子能够疏肝理气、行气散瘀；白芍与甘草搭配，可平肝缓急止痛；茵陈、栀子、黄芩能清热利湿；丹参、穿山甲、桃仁发挥活血化瘀之能；鸡内金、威灵仙具备化石溶石之效；大黄、栀子、茵陈有助于促进肝脏分泌胆汁，还能扩张胆总管、松弛奥迪括约肌；大剂量的金银花、蒲公英、板蓝根、黄连等药物，则充分发挥抗炎解毒、抑菌的功效。此外，合理运用血栓通、丹参、银杏叶提取物、冠心宁等西药制剂，进一步增强了活血化瘀的效果，全面改善了脏腑功能，切实达成了"强强联合、优势互补、取长补短、阴阳平衡、天人合一、自然和谐"的排石理念。同时，结合 ESWL 技术，实现了 1+1>2 的协同治疗效果。

在本组病例中，有 13 例患者，其胆囊急性炎症虽已得到有效控制，但经过 2 至 4 周的治疗，由于频繁受到排石疼痛的影响，胆囊壁状态尚未达到理想的手术标准。这部分患者最终自愿放弃待机保胆治疗方案，转而选择腹腔镜胆囊切除术。

综上所述，不难看出"三阶梯"综合疗法是急性胆囊炎、胆石症患者实现"清除结石、保住胆囊"的有效治疗方法。

五、中西医结合、内外科结合治疗
胆囊结石充满型46例

（宗鹏、黄万成、宗希凤等发表于《健康大视野》

2013年第21卷第10期）

依据"温床理论"，患有结石的胆囊已无治愈可能，必须予以切除。对于胆囊结石充满型的胆囊，更是主张直接切除，这一著名理论自1882年提出至今，已有131年历史，直至当下仍占据主导地位。张宝善教授发明的微创保胆取石技术，彻底打破了"温床理论"的垄断局面。我院专业人员历经28年，坚持运用中西医结合方法治疗胆石症，成效显著。自2001年起，针对胆囊结石充满型胆石症的中西医结合治疗研究取得突破性进展。本文对我院在2010年10月至2012年12月期间，应用中西医结合、内外科结合的"三阶梯"综合疗法，系统治疗46例胆囊结石充满型患者的具体情况进行总结。

1. 临床资料与分型

1.1 临床资料

46例患者中，男性18人，女性28人。年龄最小者20岁，最大者84岁。所有患者均存在上腹不适、胀痛、后背疼痛等临床症状，症状程度各异，病史最长达20年，部分患者病情严重且反复发作。其中急性发病12例，主要表现为上腹剧痛、寒战高热、黄疸等。多数患者伴有肝功能改变，尤以胆红素、γ-谷氨酸氨基转移酶、碱性磷酸酶升高较为明显。

1.2 分型

为便于临床观察与治疗，将患者分为以下两型。

胆囊结石充满 I 型（单纯充满型）：此型患者共 26 例，多无明显症状或症状轻微，无急性发病史。B 超检查显示胆囊大小正常，胆囊内结石几乎完全充满，仅存少量胆汁。

胆囊结石充满 II 型（梗阻型）：该型有 20 例患者，均有反复发作病史。依据胆囊形态，又可细分为饱满型和萎缩型。饱满型患者近期有急性发病史，多数在进食后出现腹胀感及消化不良等症状。萎缩型患者大多病史较长，一般在 12 个月以上。

1.3 B 超影像

部分患者胆囊轮廓显示不清，腔内可见致密点状强回声，后方伴有声影；或胆囊轮廓欠清晰，囊内似可见少量胆汁，且有大量强光团充满；亦或可见胆囊内充满大小不等的强光团，后方伴声影，胆囊壁厚度≥5mm（最厚可达 1.5cm）。

其中 13 例患者 B 超表现为胆囊外形饱满，胆囊颈有结石嵌顿，结石随体位改变移动不明显，胆囊腔内存在多发絮状结石。另外 7 例患者 B 超显示胆囊萎缩、变小，胆囊内无胆汁，充满结石。

2. 病因（结石充满型的形成原因）

2.1 常见病因

包括长期高脂或低脂饮食、胆汁成分代谢异常导致比例失调、饮食不规律（如不吃早餐或不按时进餐）、胆道感染、胆道蛔虫、妊娠、肥胖、西化饮食、全胃肠外营养以及遗传等因素。

2.2 其他病因

2.2.1 部分患者在发现胆囊结石后（因不同意切除胆囊），

遵照医嘱禁食高脂类食物，进而导致胆囊收缩功能减退，陈旧胆汁无法得到更新代谢，胆汁淤滞，最终发展为胆囊结石充满型。

2.2.2　若胆囊结石病史较长，且病情反复发作，每次治疗又不彻底（甚至多数患者被误诊为胃病进行治疗），胆囊会形成慢性炎症，胆囊壁纤维增生、增厚，胆囊收缩功能下降，胆汁发生淤滞。胆囊管梗阻后，胆囊腔内原有的胆汁无法排出，胆囊黏膜分泌物及脱落细胞形成絮状结石，长时间梗阻还会致使胆囊黏膜分泌功能下降，胆囊逐渐萎缩。

2.2.3　一些解剖因素致胆囊畸形、胆管狭长。如：①分隔型胆囊；②长筒型胆囊；③胆囊壶腹膨大、畸形、成角，易嵌顿结石；④胆囊位置变异、肝内胆囊。

3. 治疗方法

本文所说的"中西医结合、内外科结合"的"三阶梯"综合疗法是指采用"中西医结合排石系列疗法"配合"体外冲击波碎石技术"，或条件成熟后采取"微创保胆取石术"的治疗方法。

3.1 中西医结合排石系列疗法

3.1.1　第一阶段治疗（冲击治疗阶段）

（1）中药治疗

在辨证施治的前提下，抓住肝郁气滞之要害，采用疏肝理气、消炎利胆、活血化瘀的综合方法；应用自拟消炎利胆排石汤加减或化瘀利胆排石汤加减，水煎服，每次 1/2 剂，每日 3 次，早、中、晚餐前 30 分钟温服。

（2）西药治疗

①按西药基本方。②抗生素选用注射用头孢哌酮舒巴坦钠3.0g。③合并胆胃综合征用0.9%氯化钠250mL+泮托拉唑40mg。以上药物每日静脉滴注1次，一般应用10~15天。④甘草酸二铵注射液、肝氨、白蛋白等酌情应用。此阶段又称为排石系列疗法的冲击治疗阶段，其间原则上配合高脂餐。

经过上述治疗，患者一般24小时内开始排石，最快6小时内排石。因胆石症引发肝功能异常者，5天后复查肝功能各项异常指标明显改善。此阶段患者每日排3~5次稀便为宜。

3.1.2 第二阶段治疗

单纯以中药汤剂口服，自拟化瘀利胆排石汤加减，水煎服，每日1剂，早、晚餐前30分钟温服。一般需坚持治疗10~25天，总疗程30~45天。此阶段患者每日排1~2次软便为宜。

3.2 体外冲击波碎石治疗

体外冲击波碎石治疗是"三阶梯"治疗的第二步，在上述两个阶段治疗中，对符合碎石治疗条件的患者适当进行体外冲击波碎石治疗，目的是及时解除胆囊颈部、胆囊管或胆总管存在的结石梗阻胆道的问题，以便使胆汁能够顺利进入胆囊，胆囊内结石能够顺利进入肠道而排出体外。一般每两次治疗间隔10天为宜。

3.3 微创保胆取石治疗

微创保胆取石治疗是"三阶梯"治疗的第三步，采用北京大学第一医院张宝善教授发明的微创保胆取石术，对胆囊功能基本恢复正常（胆汁充盈明显，胆囊壁厚度<5mm），但仍有部分结石

的患者依据本人意愿进行微创保胆取石术治疗，达到彻底清除结石、保住胆囊的目的。

4. 结果

4.1 疗效判定

以第一步、第二步综合治疗后彩超或 CT 检查结果为依据进行综合对比分析，做出胆囊功能是否基本恢复的效果判定，自拟判定结果如下：①胆囊轮廓清楚，形态、大小正常；②胆汁充盈明显；③胆囊壁厚度<5mm；④排出大量结石。具备③项加①②④中任何一项为显效；不具备③项，具备①②④三项为好转；四项均不具备为无效。结石排净或采取微创保胆取石术取净结石者为治愈。

4.2 治疗效果（治疗不足 10 天者不在统计之内）

治疗超过 10 天的共 41 例，其中治疗 10~15 天的 7 例。有效 37 例，有效率 90.2%；痊愈 19 例（单纯中西医结合排石治愈 2 例，结合微创保胆取石术 17 例），占 46.3%；显效 14 例，占 34.1%；好转 4 例（胆囊癌变、胆囊切除各 1 例），占 9.8%；无效 4 例，占 9.8%。

4.3 典型病例

马某，女，42 岁，辽宁省盘锦市人。患胆囊结石 20 余年，因惧怕切胆一直被病痛折磨，于 2012 年 10 月 10 日经病友介绍来我院就诊。当时彩超提示胆囊结石充满，无胆汁影像。系统治疗 10 天排出大量结石，复查仍无胆汁；再次碎石治疗，于第二个 10 天复查彩超，有胆汁影像，患者症状明显好转，系统治疗 30 余天，符合手术指征，于 2012 年 12 月 5 日在我院行微创保胆取石术，术中见胆囊黏膜良好，一期保胆成功。

石某，女，33 岁，住深圳市。患胆石症 10 余年，当地确诊为胆囊结石充满型，建议切胆，于 2010 年 12 月 13 日来我院。彩超检查提示胆囊轮廓不清，胆囊结石充满，无胆汁影像，应用"中西医结合排石系列疗法"配合"体外冲击波碎石技术"，治疗 15 天排出大量结石。复查彩超，胆囊见胆汁影像，出院后继续服化瘀利胆排石汤 30 天，胆囊壁恢复正常，于 2011 年 5 月 4 日来院行微创保胆取石术治疗，5 月 10 日出院，一期保胆成功。

5. 讨论

黄志强院士指出：以人为本是医学创新的源泉，外科不再是以单纯切除组织与器官为手段，而是以恢复人体功能为目的。我院的宗旨是"清除结石、保住胆囊，以人为本、竭诚服务"。传统观念认为胆囊充满结石，胆囊已丧失功能，无保留价值。根据我们多年临床经验及研究，结合对手术后患者的观察证实：胆囊结石充满、胆囊功能丧失的患者有相当一部分通过我们的"三阶梯"科学疗法系统治疗，"已经丧失功能的胆囊"大部分是可以恢复功能的，同时证明胆囊炎性病变是可逆的。

"中西医结合、内外科结合"的综合治疗方法，涵盖"中西医结合排石系列疗法"、"体外冲击波碎石术"及"微创保胆取石术"，是我院践行"清除结石，保住胆囊"理念的"法宝"。中西医结合排石系列疗法，依据"冲洗胆道、清洗胆囊、清除胆垢、排出结石"的理论，在辨证施治的基础上，抓住胆汁淤滞这一要害，采用以中药为主、中西医结合、特殊饮食"三箭"齐发的综合措施，在对胆囊结石充满、胆囊"功能丧失"患者的治疗中取得十分理想的效果。它具有两大特点：①自拟消炎利胆排石汤、化瘀利胆排石汤等方药，组方独特，具有强大的疏肝理气、消炎、利胆、活血、化瘀、解痉、溶石、排石等功效，对于改善胆囊血运和炎症的吸收起重要作用。②冲击阶段治疗中配合西药银杏叶提取物、冠心宁、银杏达莫、黄芪等益气、活血化瘀药物，极大地提升了脏腑功能，十分有效地改善了胆囊壁的血运状况，从而加速了胆囊壁的炎症吸收，满足了机体必要的水电解质的补充，有力地保证了患者内环境的稳定；高脂餐的配合更有利于胆汁的分泌及胆囊的收缩。因此，中西医结合排石系列疗法在治疗中充分体现了"强强联合、优势互补、取长补短、阴阳平衡、天人合一、自然和谐"的排石理念。

在此治疗基础上，适时对患者进行体外冲击波碎石治疗，是我们实行"三阶梯"治疗的第二种方法。目的是解除患者胆囊颈部及胆囊管或胆总管中上段因结石排出过程出现的胆道梗阻问题，这是非常必要的治疗方法，否则可能走上胆囊摘除的道路。微创保胆取石术是我们"三阶梯"治疗的第三种方法，通过前两项综合措施治疗的患者，如果仍有大结石不能排出，或梗阻不能解除，依据患者意愿进行微创保胆取石术治疗，达到彻底清除结石、保住胆囊的愿望。

综上所述，针对胆囊结石充满型、胆囊"功能丧失"的胆石症患者，运用中西医结合、内外科结合的治疗方案，其治疗过程顺利完成。第一、二阶梯治疗为第三阶梯手术的成功创造条件；手术又为第一、二阶梯治疗未能治愈的患者提供治愈保障。这好比一套组合拳，三者缺一不可。

参考文献

［1］黄万成.中西医结合治疗急性重症胆管炎6例［B］.临床荟萃，2008，
　　 23（13）：966.

［2］黄万成，宗晓梅.中西药结合治疗胆石症408例［A］.中外健康文摘，
　　 2008，5（8）：1086.

六、中西医结合治疗胆源性胰腺炎 10 例

（黄万成、宗希凤、宗晓梅等发表于《中国医疗管理科学》）

急性胰腺炎是一种由于胰管阻塞、胰管内压突然增高及胰腺血液供应不足等原因引起的胰腺急性炎症。在外科急腹症中，急性胰腺炎的发病率仅次于急性阑尾炎、急性肠梗阻、急性胆囊炎和急性胃、十二指肠穿孔，该病的总病死率为5%~10%。如出现并发症，则增至35%或更高。患者的临床症状并非总是呈现典型表现，部分患者的病情在出现好转迹象前，会经历一段恶化阶段。

1. 临床资料

本院2012年10月至2014年3月收治胆源性胰腺炎患者10例，其中男6例，女4例，年龄37岁至63岁的10例患者均患有不同程度的胆囊结石、肝内外胆管结石及胆总管结石，或三者兼有之。其中5例患者为胆囊切除术后患病。10例患者中有3例为首次急性发作，上腹部及后腰剧痛，恶心，呕吐，腹胀，黄疸，发热，血淀粉酶升高达1000U/L以上。7例为急性发作后症状缓解，但消化不良，上腹胀痛明显，血淀粉酶升高至150~240U/L。

2. 治疗方法

2.1 对照组

采用传统非手术治疗方法，即禁食、胃肠减压、输液、改善微循环、抑制胰腺分泌、控制感染等综合治疗措施，疗程2~4周不等，以后逐步过渡到恢复口服饮食。此组患者一般疗程较长，费用较高，体重下降较快、较多，患者较痛苦，多难以彻底痊愈，转为慢性胰腺炎。其中6例患者为上级医院治疗后的慢性胰腺炎患者。

2.2 中西医结合排石系列疗法治疗组

（1）中药治疗

采用自拟消炎利胆排石汤加减，水煎服，每次1/2剂，每日3次，早、中、晚餐前30分钟温服。

（2）西药治疗

西药基本方剂。上述为第一阶段治疗，也称排石系列疗法的冲击阶段用药，一般10~15天。其间不必禁食水及胃肠减压，进半流质含碳水化合物饮食即可。待血淀粉酶正常后即可正常进食。

2.3 体外冲击波治疗

本组有9例患者根据不同情况分别进行胆总管结石、胆囊结石或肝内胆管结石体外冲击波碎石治疗。目的是击碎这些部位的结石，解除梗阻，利于结石排出，消除结石在胆胰管内或乏特壶腹处加重梗阻的可能性。通过上述综合方法进行治疗，一般于当日腹痛、腹胀、恶心、呕吐等症状缓解或减轻。其中1例为胆囊切除后肝内外胆管结石、胆总管结石患者，病情反复3次，治疗第11天病情开始稳定。

3. 结果

3.1 疗效判定

自拟标准：①胀痛、腹胀、恶心、呕吐、黄疸、发热等相关症状及体征消失；②血淀粉酶恢复至正常水平；③搜集到结石；④胆总管结石清除。具备上述 4 项条件为痊愈；具备①②③项为显效；具备①项且血淀粉酶呈下降趋势为好转。

3.2 治疗结果

治愈 6 例，治愈率为 60%；显效 1 例，占 10%；好转 3 例，占 30%。总有效率达 100%。

4. 讨论

（1）胆石症，尤其是胆总管结石，是造成急性胰腺炎的主要原因，临床上称之为胆源性胰腺炎。报道认为：胆总管结石及酒精因素见于 80% 的急性胰腺炎病例。另外约 10% 的急性胰腺炎患者不能明确致病因素（特发性胰腺炎）。近来，两项关于特发性胰腺炎的前瞻性研究发现，2/3 的患者行 ERCP 时，胆道内有小结石或胆泥，行内镜括约肌切开或胆囊切除术或两者同时施行，效果良好。由此可见，胆源性胰腺炎占急性胰腺炎的发病比率是相当高的。本院统计的 10 例患者均为胆源性胰腺炎病例。胆源性胰腺炎患者胆胰的局部解剖有一定特点，如胰管较粗，胆胰管间角度大，共同通道较长，胆囊管亦较粗。

（2）胆源性胰腺炎是由于结石造成胰管阻塞，胰管内压突然增高，以及胰腺血液供应不足等原因引起的胰腺急性炎症。传统的非手术疗法包括禁食、胃肠减压、防治休克、改善微循环、抑制腺体分泌、控制感染等综合措施，均不能立即有效地解除胰管阻塞。因此，从某种意义上讲，这是一种治标不治本的治疗方法。必然存在疗程长，费用高，患者体重下降快、多，患者痛苦多及难以彻底治愈的弊端。

（3）"中西医结合排石系列疗法"和"体外冲击波碎石"技术的综合治疗方法，是获得省级科技成果的国内领先的医疗技术。上述两种治疗方法加"微创保胆取石"技术是我们"清除结石、保住胆囊"的"法宝"。"中西医结合排石系列疗法"在胆石症的治疗过程中充分体现了强强联合、优势互补、取长补短、阴阳平衡、天人合一、自然和谐的排石理念。洋为中用的冲击波体外碎石技术的恰当配合，实现了立即排石的治疗效果。这是釜底抽薪、治本为主、治标为辅、标本兼治的治疗方法。因此，它的治疗效果是令人满意的。

一条治疗胆源性胰腺炎的新路已经展现在我们的面前。

参考文献

［1］黄万成.中西医结合治疗肝胆管结石133例［J］.健康大视野，2013，21（10）：112.

［2］刘建华，王文耀，孟繁杰.肝胆外科临床指导［M］.武汉：华中科技大学出版社，2008：299.

七、中西医结合治疗非结石性胆囊炎 12 例

（黄万成、宗希凤、韩月辉等发表于《中国医疗管理科学》）

胆囊炎患者中，90% 以上都是由结石引起的，其余的胆囊炎在胆囊及胆管系统均无结石存在，也被称为无结石性胆囊炎。

我院自 2007 年 3 月至 2014 年 3 月，7 年里共收治非结石性

胆囊炎患者 12 例，应用中西医结合排石系列疗法配合适当体外冲击波碎石技术综合治疗取得了彻底治愈的效果。具体情况总结如下。

1. 临床资料

1.1 一般情况

本组非结石性胆囊炎患者 12 例。男 5 例，女 7 例，年龄 25~63 岁。均有典型的胆囊炎症状及体征，有明确的胆囊炎诊断。胆囊炎病史最短者 3 年，最长者 27 年，急性发作就诊者 3 例。

1.2 彩超检查所见

3 例急性发作患者彩超见胆囊增大、饱满，胆囊壁毛糙，胆汁混浊，未见强回声团及声影。9 例慢性胆囊炎患者彩超见胆囊大小正常，胆囊壁 3~6mm 不等，个别患者呈现胆汁混浊，均未见强回声光团及声影。

2. 治疗方法

2.1 中西医结合排石系列疗法

2.1.1　第一阶段中药治疗：对 3 例急性发作患者，以消炎利胆、疏肝理气、活血化瘀为主。采用自拟消炎利胆排石汤加味，水煎服。每次 1/2 剂，每日 3 次，早、中、晚餐前 30 分钟温服。对 9 例慢性胆囊炎患者，采用自拟疏肝利胆排石汤，水煎服。每次 1/2 剂，每日 2 次，早、晚餐前 30 分钟温服。

2.1.2　第一阶段西药治疗：①西药基本用药常规；②抗生素选用注射液头孢哌酮舒巴坦钠 3.0g。以上各组药物每日 1 次，常规静脉滴注。上述为第一阶段治疗，也称冲击治疗阶段，一般 10 天即可，其间原则上配合高脂餐。经过冲击治疗，患者自觉不适症状很快消失或明显缓解。一般 24 小时内均有胆红素结石或混合性结石开始排出。大便次数一般每 24 小时以 3~5 次为宜，治疗 8~10 天，患者大便颜色由黑褐色逐渐变成黄色。如经上述治疗患者仍有结石继续排出，或胆囊壁厚度仍大于 3mm，可继续单独服疏肝利胆排石汤加味 5~10 天，即可取得治愈效果。

2.2 体外冲击波碎石治疗

在本组病例中，有 2 例胆囊炎急性发作患者。在治疗期间，经检查发现其增大胆囊的出口处，存在直径 2 至 3mm 的结石阻塞胆囊管。随即，对这 2 例患者实施体外冲击波碎石治疗。每例仅进行 1 次碎石操作，便取得成功。碎石治疗过程中，患者腹痛症状迅速缓解。次日，在其大便中搜集到黑褐色泥沙样结石。再次复查彩超，可见胆囊恢复至正常大小，胆囊内未见结石影像。

3. 结果

3.1 疗效判定（自拟标准）

①胆囊炎相关症状全部消失，包括上腹饱胀不适、食欲不振、消化不良、恶心、上腹隐痛以及进食油腻食物后症状加重等情况；②从患者排泄物中搜集到结石，结石类型以胆色素结石为主，也有部分混合结石；③通过彩超检查，显示胆囊大小恢复正常，胆汁透声状况良好，胆囊壁厚度≤3mm。以上三项条件同时满足，判定为治愈。

3.2 治疗结果

经综合用药，10 天内治愈 8 例患者，20 天内治愈 4 例患者，治愈率达 100%。对所有治愈患者进行随访，截至目前，均未出现病情复发情况。

4. 讨论

非结石性胆囊炎在胆囊炎患者中约占 10%。其常见病因如下。

① 梗阻性胆囊炎：胆囊管管径过大、发生粘连，或是受到肿大淋巴结、肿瘤、异位动脉的压迫等，都可能导致胆囊管梗阻，阻碍胆囊排空，为化学刺激、细菌感染等致病因素创造有利条件。

② 化学性胆囊炎：当存在某些胆道梗阻因素时，胰液反流进入胆囊，具有活性的胰酶会使胆囊发生显著的炎症变化。在严重脱水患者体内，胆汁中胆盐浓度升高，同样可能引发急性胆囊炎。

③ 细菌性胆囊炎：细菌感染可通过血行传播，也可源自肠道，例如败血症、结核、伤寒以及放线菌病等病证。

④ 创伤后或手术后胆囊炎。

本组 12 例被诊断为非结石性胆囊炎的患者，均不是由上述四种常见原因所引发。本组 12 例患者在治疗过程中均搜集到大量或部分胆色素性泥沙样结石和混合性结石。这些结石大多数来自肝内胆管。由于存在于肝内胆管的胆色素性泥沙样结石体积较小，一般直径在 3mm 以下，并且含钙量很低，所以常规检查方法如超声探查等难以发现，会被误认为非结石性胆囊炎。

泥沙样结石因其含钙量极低，且大多处于悬浮状态，常导致胆汁呈现混浊状态。对于此类患者，胆囊管过大、扭曲、粘连，以及淋巴结肿大、肿瘤或异位动脉压迫等因素，均可能致使胆囊管梗阻，阻碍胆囊排空，进而为化学刺激、细菌感染等致病因素创造有利条件。

综上所述，所谓的非结石性胆囊炎，有相当数量实际上仍为结石性胆囊炎。因此，中西医结合排石系列疗法配合适当的体外冲击波碎石技术，是治疗"非结石性胆囊炎"的可靠的、十分有效的疗法，而对于非结石性胆囊炎的诊断也需慎之又慎。

参考文献

[1] 黄万成.中西医结合治疗急性重症胆管炎 6 例［B］.临床荟萃，2008，23（13）：966.

[2] 朱彦臣.胆囊炎胆石症预防 400 问［M］，北京：中国中医药出版社，1998.

八、中西医结合治疗肝胆管结石 133 例

（黄万成、宗晓梅、宗希凤等发表于《健康大视野》
2013 年第 21 卷第 10 期）

西医所讲的肝胆管结石，包括发生在左、右肝管汇合部以上的胆管原发性的肝内胆管结石和汇合部以下的肝外胆管结石，以及胆囊管入口以下的胆总管结石。

中医学认为，胆管结石症多是由肝郁气滞、血瘀、温热郁积、脾胃运化失司而致病。报道认为，无淤滞胆石不生、无淤滞胆石不长。

本病长期以来被世界医学界视为危害人类健康的一大难题。本院的"中西医结合排石系列疗法"，在传统中医药的根基上实现了传承与创新，同时与西医紧密融合，达成了强强联合、优势互补的效果。并且引入冲击波体外碎石技术，做到洋为中用。采用这种综合疗法治疗肝胆管结石，取得了令人满意的临床成效，现将相关情况总结如下。

1. 临床资料

本组病例选取 2010 年 11 月至 2012 年 12 月期间住院的 133 例肝胆管结石患者，其中男性 70 例，女性 63 例，年龄范围在 28 岁至 89 岁。在这些患者中，单纯肝内胆管结石有 22 例，占总数的 17%；肝内胆管结石合并胆囊结石及胆管结石（原发或继发性胆管结石）共 80 例，占总数的 60%；胆囊切除术后，经 ERCP 取石后复发肝内外胆管结石的有 31 例，占总数的 23%。具体来看，经历过多次手术，其中包括行肝左叶部分切除术的有 4 例；确诊为化脓性肝管炎的有 8 例，这当中有 1 例是微创保胆取石术后 1 周发病的重症化脓性肝胆管炎患者，该患者还并发心、肝、肾、肺、胰多脏器严重受损；合并胆源性胰腺炎的有 4 例。患者临床表现主要为胸腹胀痛、发热、黄疸，且肝功能改变显著，尤其是胆红素、γ-谷氨酸氨基转移酶、碱性磷酸酶升高明显，其中胆红素最高达 429.49μmol/L，γ-谷氨酸氨基转移酶最高达 1228U/L。

2. 治疗方法

2.1 对照组

21 例患者中，男 12 例，女 9 例，年龄最大者 89 岁，最小者 30 岁，均表现为上腹胀痛、发热、寒战、黄疸、白细胞计数升高、肝功能异常，在外院用抗感染、禁食、输液等常规方法治疗 1~7 天，症状减轻或无效，缓解后复发者转来本院，采用"中西医结合排石系列疗法"治疗。

2.2 治疗组

133 例均采用"中西医结合排石系列疗法"。

2.2.1 第一阶段治疗

（1）中药治疗

针对无发热、黄疸、胸腹胀痛等感染症状的肝胆管结石患者，治疗侧重疏肝利胆、活血化瘀。采用自拟化瘀利胆排石汤进行加减，以水煎服，每次服用半剂，每日 2 至 3 次，于早、中、晚餐前 30 分钟温服。若患者存在感染症状，则采用自拟消炎利胆排石汤加减，同样水煎服，每次半剂，每日 3 次，也是在早、中、晚餐前 30 分钟温服。

（2）西药治疗

依照西药基本用药规范，各类药物每日静脉滴注 1 次。像甘草酸二铵注射液、肝氨注射液、20% 人血白蛋白、普通胰岛素等药物，需根据患者具体病情酌情使用。这一阶段属于排石系列疗法的冲击阶段用药，一般持续 10 至 15 天。在此期间，原则上患者需配合高脂饮食。经过冲击治疗，患者自我感觉不适症状很快减轻或消失。通常在 24 小时内，患者便开始排出胆色素性结石或混合性结石，每日大便次数控制在 3 至 5 次较为适宜。治疗约 10 天后，患者大便颜色会从褐色逐步转变为黄色。

2.2.2 第二阶段治疗

此阶段单纯采用中药口服治疗，以自拟化瘀排石汤为主方，根据病情适当加减。每日 1 剂，分 2 次在早晚餐前 30 分钟温服。治疗疗程最短为 13 天，最长可达 89 天。

2.3 体外冲击波碎石治疗

在本组 133 例患者中，有 4 例因患有肝内血管瘤，未进行碎石治疗，其余 129 例均接受了冲击波体外碎石治疗。其目的在于击碎肝胆管内梗阻或嵌顿的结石，打通排石通道，促使肝胆管结石顺利排出。冲击波体外碎石治疗最少进行 1 次，最多进行 6 次，每两次治疗间隔时间为 10 至 15 天。将中药治疗与体外冲击波碎石这两种方法合理配合，治疗效果十分显著。

2.4 手术方法治疗

本组有 2 例患者是胆总管下段结石嵌顿于乏特壶腹内，其中 1 例为胆囊切除、胆总管切开取石术后 6 周，正处于恢复期。我院外科采用等离子体内碎石联合纤维胆道镜取石的方式，成功完成手术。术中对肝内胆管进行探查取石，手术结束后做胆总管 T 管引流。术后 1 至 2 周，间断关闭 T 管，同时让患者口服自拟疏肝利胆排石汤，以此增加胆汁流量。术后 4 至 6 周进行胆道镜探查，并拔除 T 管。经过多次彩超复查，均未发现结石影像，这 2 例患者最终彻底康复。

3. 结果

3.1 疗效判定（自拟标准）

①胆石症症状、体征消失；②搜集到排出的结石；③因结石引发的肝功能异常恢复正常；④彩超检查无结石声影；⑤连续 1 周服药也无结石排出。具备以上 5 点为痊愈。具备①②③并且彩超检查结石影像缩小 50% 以上者为显效；具备①②③项，但彩超检查结石影像缩小 50% 以下者为好转；治疗 5 天内无结石排出，彩超检查结石影像未见缩小者视为无效。

3.2 治疗结果

治愈 36 例，治愈率为 27%；显效 74 例，占 55.6%；好转 23 例，占 17.4%；总有效率为 100%。

4. 讨论

（1）肝内外胆管结石中，绝大多数属于胆色素结石，质地相对松脆。从解剖结构来看，肝内胆管从3级胆管向1级胆管延伸，呈现出由细渐粗的走向。这两大特性，构成了药物排石与体外冲击波碎石综合治疗的重要基础。然而，对于含钙量高的串珠样结石，因其结构特性，治疗难度较大。此外，经历胆肠吻合术、部分肝叶切除术以及接受ERCP治疗的患者，由于机体"门户"开放，逆行感染的风险显著增加，进而导致结石复发率升高。

（2）中西医结合排石系列疗法，以冲洗胆道、清洗胆囊、清除胆垢、排出结石作为理论指引，采用以中药为主，融合中西医手段，并配合特殊饮食方案，三管齐下，同时适时结合冲击波体外碎石技术。在胆石症的临床治疗过程中，该疗法成效显著，取得了突破性进展，为胆石症的治疗开辟了新路径，提供了更为有效的治疗方案。

它具有两大特点：①自拟的疏肝利胆排石汤、化瘀利胆排石汤、消炎利胆排石汤组方独特，是继承基础上的创新。处方中的茵陈、郁金可促进肝脏分泌胆汁，松弛奥迪括约肌，增加胆汁排出量；金钱草可加速胆汁从胆囊中排出，具有排石作用；大黄、栀子能促进肝脏分泌胆汁，松弛并扩张胆总管；白芍、柴胡可保护肝脏功能，同时还能够缓解肝外胆管平滑肌痉挛，从而促进肝外胆管结石的排出；三棱、莪术、红花、穿山甲等活血化瘀药物功效明显；黄连、黄柏、金银花、蒲公英抗菌消炎。诸药协同发挥作用，集疏肝、理气、活血、化瘀、消炎、利胆、解痉、排石八大功效于一体，效果显著。在冲击治疗阶段，常规使用银杏叶提取物、香丹、黄芪等具有益气活血化瘀功效的药物，能显著增强脏腑功能，有效促进胆汁分泌，提升结石排出效果。②中药排石往往伴随着腹泻，易引发水电解质失衡，这是中药治疗结石病时存在的一大弊端。而通过常规应用葡萄糖、生理盐水、氯化钾等注射液及抗生素，不仅能够有效维持患者体内生理环境的相对稳定，还能弥补中药在抗菌消炎方面的不足。

综上所述，中西医结合排石系列疗法在胆石症的治疗进程中，充分展现出强强联合、优势互补、取长补短的特性，践行了阴阳平衡、天人合一、自然和谐的排石理念。此外，恰当运用冲击波体外碎石技术，将其"洋为中用"，并引入纤维胆道镜技术，由此，"三阶梯"综合治疗胆石症的广阔路径已清晰呈现在我们眼前。

参考文献

[1] 黄万成. 中西医结合治疗急性重症胆管炎6例 [B]. 临床荟萃, 2008, 23 (13): 966.

[2] 申林. 中西医结合治疗胆管结石 [J]. 中国医药导报, 2006, 3 (27): 118-119.

[3] 吴雄. 外科学 [M]. 北京: 人民卫生出版社, 2000: 626-628.

[4] 孙立波. 利胆排石汤对胆总管复发性结石的治疗作用 [J]. 现代中西医结合杂志, 2004, 13 (13): 1719-1720.

[5] 杨诺. 柴胡对胆汁分泌作用的研究 [J]. 中医药学刊, 2005, 23 (4): 718-719.

九、二阶梯综合疗法治疗肝外胆管结石84例

（宗晓梅、宗鹏、黄万成等）

肝外胆管结石通常包括肝总管和胆总管内结石。传统的主要治疗方法为外科手术。我院对2011年1月至2013年12月这3年间，采用中西医结合排石系列疗法与体外冲击波碎石的二阶梯综合疗法，对肝外胆管结石患者实施非手术综合治疗的情况进行总结，取得了十分显著的成效。

具体情况总结如下。

1. 临床资料

1.1　一般情况

本组共有84例肝外胆管结石患者，其中肝总管结石2例，胆总管结石82例。患者性别分布为男性38例，女性46例，年龄范围在51至89岁之间。具体年龄段分布为：51~60岁30例，61~70岁37例，71~89岁17例。此外，患有急性胆管炎的患者有47例。

1.2　血常规

血白细胞在正常范围的18例，白细胞计数>10×10^9/L者66例（白细胞计数高达20.5×10^9/L的1例），中性粒细胞升高的62例，最高90.3%；肝功能均有异常变化，84例患者TBIL、DBIL、IBIL均有不同程度升高，TBIL最高达229.5μmol/L；ALT、AST、ALP也都有明显改变；血淀粉酶升高者10例。

1.3 彩超检查

肝总管内结石影 2 例，胆总管内结石影 82 例，胆总管增宽 1.0~2.3cm 不等，最大结石 3.7cm × 1.4cm，同时伴有肝内胆管扩张者 31 例。

2. 治疗方法

2.1 中西医结合排石系列疗法

2.1.1 第一阶段

（1）中药治疗

针对湿热型或热毒炽盛型胆石症患者，治疗以消炎利胆、清热祛湿、疏肝理气、活血化瘀为主要原则。采用自拟消炎利胆排石汤进行加减，以水煎服，每次服用半剂，每日 2 至 3 次，于餐前 30 分钟温服。对于其中 6 例胆总管扩张在 1.2cm 以下，且无发热、白细胞计数正常的患者，采用化瘀利胆排石汤，每日 1 剂，分早晚两次服用，每次半剂。

（2）西药治疗

①依照西药的常规用药规范进行用药。②抗生素选用注射用头孢西丁钠，剂量为 2.0g。使用前需进行皮试，皮试结果呈阴性方可使用，每日静脉点滴 2 至 6 次，具体频次依据患者病情而定。此外，像甘草酸二铵注射液、肝氨注射液、20% 人血白蛋白以及胰岛素等其他相关药物，需根据患者实际病情酌情使用。这一阶段属于冲击治疗阶段，用药时长一般为 10 至 15 天。在用药治疗期间，原则上患者需摄入高脂餐（但胰腺炎患者及胆道梗阻严重者，需待病情缓解后逐步增加高脂餐摄入）。经过冲击治疗，患者自觉的腹痛、发热、腹胀等症状会很快得到缓解或消失。通常

在 24 小时内，便能观察到患者排出胆色素或胆固醇性的泥沙样、块状结石，最快的患者在 6 小时后即开始排石。每日大便次数控制在 3 至 5 次较为适宜，治疗 10 天后，患者大便颜色会从黑褐色逐渐转变为黄色。

2.1.2 第二阶段治疗

此阶段采用单纯中药口服的治疗方式。以自拟化瘀利胆排石汤为主方，或根据患者病情选用疏肝利胆排石汤，每日 2 次，在早、晚餐前 30 分钟温服，每次半剂。治疗期间，患者每日大便次数保持在 1 至 2 次较为适宜。第二阶段治疗用药时间最长可达 70 天，原因主要有两点：其一，部分患者肝内胆管结石数量过多，结石不断排入胆总管，造成胆总管梗阻，进而延长了治疗周期；其二，部分患者因胆总管下段长期反复发生炎症，致使奥迪括约肌出现增生、粘连、纤维化，导致其扩张功能丧失，形成病理性狭窄，结石无法顺利排入十二指肠，造成严重的完全梗阻，针对此类患者，需采用外科手术方法进行治疗。

2.2 体外冲击波碎石治疗

本组 84 例患者，均行 ESWL 治疗。其中急性胆管炎 4 例，在经过 2~5 天治疗后，症状明显改善，体温、白细胞计数均正常以后才进行 ESWL 治疗，一般治疗 1~6 次不等，每次治疗前可酌情做相关检查。

ESWL 治疗的用药如下。

西药：碎石后 3 天内用药：①按西药基本方常规用药；②活血化瘀药改用 5% 葡萄糖注射液 250mL+香丹注射液 20mL，1 次/日静脉点滴；③0.9% 氯化钠注射液 250mL+黄芪注射液 20mL，

1 次/日，静脉点滴。

中药： 碎石后 3 天内禁服化瘀利胆排石汤，视病情服用疏肝利胆排石汤或消炎利胆排石汤（3 天后恢复 ESWL 治疗前的用药）。

体外冲击波碎石治疗一般两次碎石治疗间隔 10~15 天为宜。

3. 结果

3.1 疗效判定（自拟标准）

①胆管结石胆道梗阻的症状，即上腹胀痛、发热、恶心、厌食等症状消失；②大便搜集到相当数量的结石；③B 超或 CT 示胆总管内无结石影，胆总管内径<0.8cm 或轻度扩张；④肝功能各项指标恢复正常（非结石梗阻所致的改变除外）。四项均具备为治愈；具备①②并且肝功能显著改善、胆总管结石影显著变化（减少或明显增多）为显效；具备①②为有效；余者为无效。

3.2 治疗结果

治愈 68 例，占 81%；显效 16 例，占 19%；有效率为 100%（16 例显效者有 14 例经胆总管切开探查取石，2 例行 ERCP 取石治愈）。

4. 讨论

肝外胆管结石是胆石症中的常见类型，指的是肝总管和胆总管内形成的结石。针对肝总管以及胆总管上段的结石，临床多采用腹腔镜胆管探查取石术或开腹胆总管探查取石术进行治疗。而对于胆总管下段、数量较少且直径在 1cm 以内的结石，可通过内镜下十二指肠乳头括约肌切开术（EST）或内镜下乳头切开术（EPT）实施取石治疗。采用上述各类手术方法的患者，都需承受一定痛苦与风险。

EST 和 EPT 在治疗胆总管下段结石时，具有创伤小、见效快的优势，尤其适用于年老体弱或既往有胆道手术史的患者。不过，这类手术会破坏十二指肠奥迪括约肌（SO）的功能，进而引发一系列胆道病理变化：SO 基础压和胆总管十二指肠压力消失（发生率 100%）、胆道积气（发生率 19%~42%）、菌胆症（发生率 85%~100%）及胆管黏膜慢性炎症等。

因 EST 手术产生的并发症情况如下：死亡率为 0.8%~1.5%；早期并发症（发生率 5%~10%）包括出血、胰腺炎、胆管炎、腹膜后穿孔等；远期并发症（发生率 7%~25%）则有胆管结石复发、胆管炎、胆囊炎、胆管癌、十二指肠乳头狭窄等。这些数字触目惊心，应该引起广大医务工作者的高度重视。

我院针对 84 例肝外胆管结石患者，采用中西医结合排石系列疗法联合体外冲击波碎石技术，开展了二阶梯综合治疗。

治疗过程中，首先充分发挥中西医结合排石系列疗法的独特作用。该疗法能有效冲洗胆道、清洁胆囊、清除胆垢，促使结石排出。在其作用下，胆汁状态发生显著改变，由浓稠变得稀薄，从淤滞状态转变为在结石间流动的涓涓细流，并逐渐发展为汹涌洪流，推动结石被动排出体外。

其次，中药与西药协同发力，消炎利胆、活血化瘀的功效得以充分彰显。这不仅显著改善了胆道组织的血液循环，加速炎症与水肿的吸收消散，减轻胆道梗阻，还助力奥迪括约肌生理功能的恢复，为结石的顺利排出营造了有利条件。

最后，ESWL 治疗适时介入，精准、有效地击碎结石，或巧妙改变结石在体内的空间位置，为结石顺畅排入肠道创造了更多可能，成为治疗成功的关键环节。需注意的是，肝外胆管结石多为胆色素含钙结石，质地松脆，加之胆道正常的生理解剖功能，共同构成了排石成功的必要基础。

经上述治疗，我们取得了显著成效，共治愈68例患者，治愈率达81%。其余16例患者（占比19%），主要因奥迪括约肌正常生理功能丧失，或是结石处于胆总管下段，导致碎石定位困难，抑或是结石含钙量过高，无法通过ESWL有效碎石，最终经手术治疗获得成功。

综上所述，中西医结合排石系列疗法联合ESWL的二阶梯综合疗法，是治疗肝外胆管结石极为有效的非手术治疗手段。

参考文献

［1］黄万成，宗晓梅.中西药结合治疗胆石症408例［J］.中外健康文摘，2008，5（8）：1085.

［2］董家鸿.胆道微创须打响oddi括约肌保卫战［N］.健康报，2012-9-6.第8版.

十、关于预防手术治疗胆石症术后结石复发的建议

（韩月辉、黄万成、宗鹏等）

第三阶梯治疗技术包括以微创保胆取石为主，切胆为辅的外科手术技术。无论是微创保胆取石手术还是胆囊摘除手术，两种手术治疗后都存在着一定的结石再发生率，前者可以在胆囊、胆总管、肝内外胆管任何部位再发生结石，后者因为胆囊已经被切除，所以只能发生在胆总管和肝内外胆管等部位。

手术后导致结石再发生的原因大致有 3 种：①胆囊、肝外胆管（含胆总管）和肝内胆管三者是点、线、面的关系，胆囊是点，肝外胆管（含胆总管）是线，肝内胆管是面。它们是一个整体，关系密切，藕断丝连。微创保胆取石术后，胆囊因手术产生创伤，通常需要两周甚至更长时间，胆囊功能才能完全恢复。在胆囊功能未彻底恢复前，过饱和胆汁残留是结石快速复发的根本原因。例如，部分患者在微创保胆取石或息肉切除术后 1 个月内结石就复发了，正是基于这一原理。②手术治疗往往只注意一个"点"而忽略"线"和"面"的存在。"点"的关键在于清、"面"的关键在于疏、"线"的关键在于通。特别是肝内胆管这个偌大的面，很可能就存在着结石或过饱和胆汁及炎症物质、虫卵等胆垢，手术后胆囊功能未得恢复或胆道压力发生改变，胆汁淤滞现象发生，这种情况的出现是结石再复发的重要因素。因此在手术前，采用中西医结合排石系列疗法，进行冲洗胆道、清洗胆囊、清除胆垢的治疗，非常重要。这是避免手术治疗胆石症术后结石复发及并发急性肝胆管炎的重要措施。③生活方式、饮食习惯是影响血脂的重要原因。不良的生活方式，不科学的饮食习惯，容易导致血脂异常，引发高脂血症，造成胆汁成分失衡，进而导致结石的发生。

关于微创保胆取石术后如何预防结石复发问题，再强调以下两点。

1. 微创保胆取石术后结石复发的常见原因

（1）胆囊壁炎症未愈

正常胆囊壁厚度一般小于 3mm。在胆囊疾病中，结石与炎症常常相伴而生。虽然通过微创手术能够取出胆囊内的结石，但胆囊的慢性炎症却很难根治。慢性胆囊炎会致使胆囊壁出现不同程度的增厚，而胆囊壁增厚又会削弱胆囊的正常生理功能，尤其是胆囊的收缩功能。胆囊收缩功能下降，最终会造成胆汁在胆囊内淤滞，为胆石症的复发创造条件。

（2）先天性胆囊畸形

部分胆囊结石患者，其胆囊形态存在先天异常，这使得胆囊收缩功能欠佳，导致胆囊内胆汁潴留，进而引发胆囊结石。比如长筒型胆囊、因严重胆囊腺肌症形成的"葫芦形"胆囊及"钟摆"胆囊等。这些先天性畸形的胆囊，从根源上导致了胆囊结石的产生。尽管手术能够取出胆囊内原有的结石，但通常难以矫正胆囊的异常形态。所以，胆囊内胆汁潴留的问题无法得到解决，结石复发也就难以避免。

（3）肝内胆管泥沙样结石致术后胆石症复发

肝内胆管的泥沙样结石，多数属于胆色素结石，少数为胆固醇结石。这类结石含钙量低，质地松软，体积较小，一般直径在2mm以下，尤其是分布在三级及以上肝胆管的泥沙样结石，几乎很难被察觉。由于这些隐患未被消除，术后这些细小的泥沙样结石便会顺流而下，积聚在功能尚未完全恢复的胆囊内，从而导致胆囊结石复发。

（4）术后残石问题不可小觑

有资料显示，术前各类检查未能发现的胆囊管结石占比达7.3%。这些结石往往深藏于胆囊管深处，且未造成梗阻，在手术过程中极易被遗漏。此外，胆总管下段的乏特壶腹有时也会成为残石的隐匿之处。因此，强化术中对胆囊管深处和胆总管末端的探查，是预防因残石导致结石复发的关键举措。

（5）术中创伤

术中创伤包括切开胆囊壁、电烧、切除息肉，取石操作均能造成胆囊壁不同程度的损伤，导致胆囊功能下降，胆汁淤滞，造成胆石症复发。

（6）胆囊壁间结石

未处理的胆囊壁间结石在一定程度上影响胆囊功能，促进结石复发。

（7）术后感染

术后感染既可以造成结石复发，又可以造成十分严重的后果。

（8）不良的生活、饮食习惯

不良的生活、饮食习惯易导致术后结石复发。

2. 关于防治术后胆石症复发的基本措施的建议

（1）严格把握微创保胆手术的适应证

①脂餐后胆囊收缩面积较空腹≥30%。②影像学检查无胆囊萎缩，无胆囊壁明显增厚及不均匀增厚，无明显水肿。③胆囊壁厚度<5mm 的标准偏宽松，应该厚度<4mm。④应尽量减少接受胆囊造瘘二期保胆手术的患者数量，且务必确保手术中对相关病灶或结石等进行彻底清除。⑤术前应用中西医结合排石系列疗法规范治疗，一是排出肝胆管泥沙结石；二是使胆囊壁的厚度力争达到 3mm 的理想状态，避免胆囊造瘘二期保胆现象发生。

（2）提高微创保胆手术水平

①微创保胆手术中加强对胆囊管及胆总管下段的探查，做到

取净结石，不留后患；②提高微创保胆手术技术水平，尽量"开窗"取出胆囊壁间结石，采取胆囊部分切除的办法处理胆囊腔环形狭窄，尽量不用取石钳取石，尽力减少胆囊壁副损伤。

（3）注重预防复发

①术后为预防复发关键期，术后第 10 天、20 天、30 天各查彩超一次，一定保证 30 天内胆囊壁厚度达 3mm 以内，胆囊收缩功能恢复正常。②每次间隔 3~6 个月做 B 超复查 1 次，发现胆汁混浊立即进行排石治疗，最好每半年预防性服中药 10~15 天。③保胆手术不能一劳永逸地解决胆石症的成因问题，因此术后应选择积极的生活方式。一是情绪乐观，逐步加大运动量，防止营养过剩；二是采取饮食或药物控制血胆固醇含量，达到防治结石复发的目的。

参考文献

［1］张宝善. 关于胆囊结石治疗的争论——与 Langenbuch 理论商榷［J］. 中国医刊，2007.42（5）: 2.

［2］邓勇. 胆囊功能治疗前应评估［N］. 健康报，2013-8-29，第 8 版.

［3］刘京山. 防结石复发胆囊管深处要探查［N］. 健康报，2013-8-29，第 8 版.

十一、活血化瘀中药制剂在三阶梯疗法中的应用

（宗晓梅、韩月辉、宗鹏等）

1984 年我们首次将丹参注射液应用到胆囊结石、急性胆囊炎、急性肝内胆管炎危重患者的治疗中，并取得了成功，让 76 岁的老人恢复了健康。几十年间我们不断总结活血化瘀中药制剂在

胆石症治疗中的经验，2007 年我们发表了《中西医结合治疗急性重症胆管炎 6 例》的论文；2009 年《中西医结合排石系列疗法》获得省、市级科技成果奖；2011 年三阶梯疗法治疗胆石症在秦皇岛宗氏医院推广应用；并先后发表了 10 篇关于三阶梯疗法治疗胆石症的相关论文。

三阶梯疗法治疗胆石症技术，第一阶段治疗的关键是活血化瘀、消除炎症、恢复胆囊功能，中药制剂的应用，如冠心宁、舒血宁等，功不可没。

中药制剂的应用，必须遵循药物应用说明书，它既是使用指南，又是药物应用法规。

如冠心宁、舒血宁等注射用中药制剂的使用说明书明确指出，两种药物均有扩张血管、降低血液黏稠度、抗血小板聚集、抑制血小板释放、改善微循环的作用。因此，两种药物应用于胆囊炎，能够改善胆囊壁的血液循环，这是情理之中的。这两种药物用于治疗胆囊结石，完全是合理的创新用药，属于正常用药范畴。

胆囊壁是末梢动脉供血，血管纤细。在急慢性胆囊炎存在的情况下，胆囊壁增厚，胆囊壁血管受压，出现水肿，管腔变窄，血流淤滞，甚至产生微血栓，导致炎症无法控制，造成胆囊壁化脓，甚至穿孔等急腹症。胆囊炎症至今无法治愈，这是世界医学的难题。正是由于 1984 年的探讨和 40 年的坚持研究，我们应用冠心宁、舒血宁等中药制剂，在急慢性胆囊炎的治疗中获得神奇效果。

活血化瘀中药制剂，如冠心宁、舒血宁及丹参、红花等注射液，广泛适用于胆囊疾病，包括胆囊结石、胆囊炎、肝内外胆管结石、肝内外胆管炎，乃至重症胆管感染、胆总管结石梗阻、胆源性胰腺炎及所谓的非结石性胆囊炎的治疗，可以说是胆石症治疗中的全天候药物。

至于安全性问题，在临床应用中，应该严格注意以下 4 点：①坚持按照药品说明书合理用药；②坚持单独使用，无配伍原则；③坚持辨证论治用药；④坚持小剂量、低浓度、慢速度、勤观察、及时恰当处置的原则。

经过我们 40 年的临床实践，发现使用活血化瘀中药制剂严重过敏者极少，无一例造成损害性后果。我们的体会是，活血化瘀中药制剂疗效可靠，副作用可控，利多弊少，值得推广，可以造福大众。

第四章

临床病案

一、急性结石性胆囊炎病例

例1：刘某，女，53岁。4年前体检发现胆囊结石，一直无症状，因突发上腹疼痛，于2011年7月14日以胆囊炎、胆石症入院。

查体：右上腹胆囊区压痛明显。彩超：胆囊大小8.7cm×3.8cm，壁厚0.5cm，腔内见致密点状弱回声，范围约2.8cm×1.5cm、2.5cm×1.8cm，两块呈云团样分布于胆囊颈、底，胆汁混浊，胆总管不宽。肝功能：ALT 356.8U/L，AST 170.4U/L，TBIL 21.97μmol/L，DBIL 18.41μmol/L，GGT 308.8U/L。血常规：正常范围。

按湿热型胆石症（急性胆囊炎）进行常规治疗。

1. 中药

消炎利胆排石汤，1/2剂，2次/日，早、晚餐前30分钟温服。

2. 西药

①西药基本方剂常规应用；②抗生素组使用头孢西丁钠2g，皮试（－），2次/日，静脉点滴。

3. 饮食

给予高脂餐。

经上述治疗，患者21小时后开始排出泥沙样胆固醇结石，腹痛症状消失。

7月19日（治疗第6天），查肝功能：ALT 161.1U/L，AST 78.7U/L，GGT 188.1U/L，TBIL 18.68μmol/L（正常），进行ESWL治疗，以便解除胆囊颈梗阻。

7月25日，患者出现上腹持续疼痛，胆囊区压痛明显，无反跳痛。彩超：胆囊大小为 9.9cm×3.5cm，胆囊壁厚 0.3cm，胆汁混浊，胆囊颈部见一强回声，大小约 0.6cm×0.5cm，伴声影，胆总管上段宽 1.0cm，中段可见一强回声，大小为 0.4cm×0.5cm，后伴声影。考虑为排石痛，胆囊颈部仍有梗阻，胆总管结石处于移动排出过程，及时对胆囊颈部进行 ESWL 治疗，碎石治疗中患者腹痛已明显缓解。

7月29日，患者再次出现右上腹及剑突下持续剧烈疼痛，查体：上腹及剑突下压痛明显，肌紧张（＋），无反跳痛。彩超：胆囊增大 9.9cm×3.8cm，胆囊壁厚 0.4cm，颈部可见一中强回声，大小约 1.0cm×0.6cm，声影不明显，胆总管上段宽约 1.2cm，中段宽约 1.5cm，未见结石影。考虑胆囊颈及胆总管均有结石梗阻，解决胆囊颈部梗阻为主要矛盾，可以升高胆总管压力，以便促进胆总管下段梗阻结石的解除；于是应用 ESWL 治疗胆囊颈部结石（小能量治疗），同时配合穴位注射，每穴注射 654-2 注射液 5mg（上脘、中脘、足三里），疼痛很快消失，下午 3 时复查彩超，胆囊大小 7.5cm×3.0cm，胆囊颈仍可见一强回声，大小 0.7cm×0.6cm，后方无回声，胆总管上段宽约 0.9cm，病情分析正确，治疗有效。

因患者入院 2 周以来均排出泥沙样结石，最大直径不足 3mm，结石多发，几乎充满胆囊，考虑患者存在胆囊出口狭窄的可能，后期治疗仍可能再次发生胆囊颈口处结石梗阻。

8月7日彩超：胆囊大小 8.4cm×2.7cm，胆囊壁呈双边，厚约 0.5cm，胆囊管口可见一 0.2cm×0.4cm 强回声，后伴声影，胆总管上段宽0.8cm，无结石影。肝功能：ALT 39.4U/L，TBIL 20.79μmol/L，GGT 220.7U/L。进行 ESWL 治疗 1 次（胆囊颈结石），碎石后排出大量泥沙样结石。8 月 9 日患者因有急事办理出院，带消炎利胆排石汤 10 剂，每次服 1/2 剂，2 次/日，口服。随访至今近 3 年，结石无复发。

例 2：韩某，男，36 岁，患胆囊结石 5 年，上腹剧痛伴恶心、呕吐 2 小时，于 2012 年 1 月 12 日以急性胆囊炎、胆石症入院。

彩超：胆囊大小 9.5cm×3.8cm，胆囊壁厚 0.4cm，胆汁混浊，探及多发强回声，较大者 0.9cm×0.6cm，后伴声影，胆总管上段 1.1cm，内探及 1.2cm×0.9cm 强回声，伴声影。

血常规、肝功能均正常。

按胆石症湿热型治疗。

1. 中药

消炎利胆排石汤，每次 1/2 剂，2 次/日，早、晚餐前 30 分钟温服。

2. 西药

①基本方常规用药；②5% 葡萄糖注射液 250mL+注射用泮托拉唑 40mg，1 次/日，静脉点滴。

3. 饮食

配合高脂餐。

4. ESWL 治疗胆总管结石

入院 2 小时内腹痛、恶心、呕吐症状即消失，不足 20 小时开始排泥沙样结石。1 月 16 日，胆囊大小 7.1cm×2.6cm，胆囊壁厚 2cm，囊内探及范围 1.3cm×0.6cm 强回声，后伴声影；先后进行 4 次 ESWL 治疗；1 月 29 日胆囊大小正常，胆囊壁不厚，囊内探及一 0.8cm×0.5cm 强回声，胆汁透声好，胆总管内径 0.6cm，患者住院 17 天痊愈，请求出院。

例 3：李某，女，48 岁。因右上腹突发剧烈持续疼痛伴恶心、呕吐入院。

彩超：胆囊大小 9.6cm×3.8cm，壁欠光滑，前壁近颈部探及一 0.5cm×0.4cm 偏强回声，后伴声影，不移动，胆囊底部可探及 1.0cm×0.8cm 的强回声，后伴声影，移动度（＋），胆总管内径正常。2012 年 11 月 30 日，以急性胆囊炎、胆囊结石、胆囊息肉入院。肝功能、血常规大致正常，TBIL 27.27μmol/L。

按胆石症湿热型治疗。

1. 中药

消炎利胆排石汤，每次 1/2 剂，2 次/日，早、晚餐前 30 分钟温服。

2. 西药

基本方常规用药。

3. 饮食

配合高脂餐。

患者服药后 2 小时不适症状立即消失，14 小时即排石。12 月 4 日彩超：胆囊大小 6.5cm×2.3cm，囊内探及多个粟粒样强回声，后伴声影，大者 0.9cm×0.5cm，ESWL 治疗胆囊结石。12 月 5 日排出一块状结石，大小约 0.7cm×0.4cm，并排出大量泥沙样结石。12 月 8 日彩超：胆囊大小 5.8cm×2.8cm，于前壁见 0.5cm×0.3cm 偏强回声，不移动，余正常，住院 10 天，痊愈出院。

例4：吴某，女，53岁。2012年9月23日突发右上腹痛，就诊于某三甲医院。彩超：胆囊大小10.0cm×4.5cm，胆囊壁厚1.5cm，呈双边征，囊内探及4.2cm×2.3cm强回声，9月25日病情加重，以急性胆囊炎、胆石症入院。

查体：皮肤巩膜黄染（+），右上腹及剑突下压痛（+），墨菲征阳性。彩超：胆囊大小10.8cm×4.8cm，呈双边征；胆囊壁厚1.5cm，腔内探及4.5cm×2.5cm强回声，后伴声影；胆总管内径0.6cm。尿常规：胆红素（+），酮体（±），潜血（++），蛋白（+），尿胆原（+），白细胞（+）。血常规：白细胞计数7.7cm×10⁹/L，中性粒细胞占比89.9%。肝功能：ALT47.3U/L，TBIL69.25μmol/L，DBIL10.25μmol/L。

诊断：急性胆囊炎、胆结石。

按湿热型胆石症常规治疗。

1. 中药

消炎利胆排石汤加味，每次1/2剂，2次/日，早、晚餐前30分钟温服。

2. 西药

基本方常规应用。

经上述处置，2小时内腹痛、恶心、呕吐症状消失，正常进食。

9月26日复查彩超：胆囊颈部见结石影不移动，进行ESWL治疗1次，一切正常。

9月27日晚再次出现腹痛伴寒战、发热，体温38.9℃。急查彩超：胆囊增大8.8cm×3.8cm，行穴位注射后，于22：00缓解。

9月28日彩超：胆囊大小正常，无任何不适症状。

10月3日在输液中出现右手拇指及双侧腋窝瘙痒，考虑为药物过敏所致，先后停用头孢西丁钠、冠心宁。

10月5日复查彩超：胆囊大小正常，胆囊壁0.3cm。患者已经1周没出现任何不适症状。鉴于患者为过敏体质，决定停止药物治疗，动员患者出院，1个月后复查，再判定是否符合保胆取石手术指征，患者未办理出院手续。

10月10日7时，又出现腹痛，彩超：胆囊大小8.4cm×2.4cm，胆囊颈部探及2.4cm×1.2cm强回声堆积。肝功能正常，血常规正常。经会诊决定恢复中西医结合排石治疗，并进行ESWL治疗1次，当天症状完全缓解。

10月14日碎石治疗后用药结束，停止使用中药、抗生素等一切药物，患者自行离院在家留宿。

10月16–19日，患者有轻度腹痛，19日来院查体：皮肤巩膜黄染（+）；肝功能：ALT 282.6U/L，AST 88.1U/L，ALP 57.61U/L，GGT 666.1U/L，TBIL 75.2μmol/L，DBIL 21.53μmol/L；彩超：胆囊大小6.8cm×3.1cm，胆总管上段1.2cm，下段显示不清，考虑为排石痛（胆总管下段梗阻），加用甘草酸二铵注射液静脉点滴。

10月22日外院彩超结果：除胆总管略宽外，胆囊、胆管均未见异常阴影。为了尽快排出胆总管结石，建议再服中药消炎利胆排石方剂，患者同意服药。

10月26日复查肝功能：ALT、AST、TBIL等指标均明显下降，在服中药期间，患者有腹部皮肤瘙痒感，警惕中药有过敏成分之可能，停药。

11月2日查肝功能：ALT 106U/L，TBIL 26μmol/L，除此之外，

余均正常。彩超：肝、胆、胆管均无异常。

2012 年 11 月 6 日办理出院。

该患者住院 41 天，治疗过程可谓一波三折，主要因为患者是过敏体质，给治疗用药造成困难，经过细心观察，认真应对，终于保住了胆囊壁为 1.5cm 的胆囊，实现了"清除结石、保住胆囊"的目标。

例 5：刘某，女，48 岁。突发上腹绞痛 7 小时伴恶心、呕吐，不发热。于 2013 年 4 月 22 日入院。

查体：血压（BP）120/90mmHg，心率（P）82 次/分，体温（T）36℃，呼吸频率（R）18 次/分；表情痛苦，皮肤、巩膜无黄染，心肺听诊正常，腹略满，右上腹及剑突下压痛（＋），右肋缘下 1.0cm 可触及胆囊，肌紧张（＋），反跳痛（－），墨菲征（＋），肠鸣音减弱，无气过水音，下肢浮肿（－）。

彩超：胆囊大小 7.0cm×4.3cm，饱满，胆囊壁厚 0.5cm，囊内探及范围 1.2cm×1.9cm 强回声，后伴声影，可移动；胆总管上段宽为 1.1cm，内可见 1.1cm×0.7cm 强回声，后伴声影。

血常规：白细胞 $5.2×10^9$/L，中性粒细胞占比 78.0%。

尿常规：酮体（±），潜血（++）。

肝功能：GGT58.1U/L，血淀粉酶 105.7U/L。

诊断：①急性胆囊炎；②胆囊结石；③胆总管结石；④十二指肠淤滞。

按湿热型胆石症常规治疗。

1. 中药

消炎利胆排石汤，每日 1/2 剂，2 次/日，早、晚餐前 30 分钟温服。

2. 西药

①基本方常规应用；②抗生素应用注射用头孢西丁钠 2.0g，皮试（－），2 次/日，静脉点滴；③0.9% 氯化钠注射液 250mL+ 注射用泮托拉唑钠 40mg，1 次/日，静脉点滴；④取上脘、中脘、胆俞（红花注射液，每穴 1mL）、足三里（654-2 注射液，每穴 0.5mL）进行穴位注射。

3. 饮食

半流食。

暂不进行碎石治疗（观察血淀粉酶变化）。治疗后腹部疼痛明显减轻，但仍有隐痛，无恶心、呕吐。

4 月 24 日彩超：胆囊大小 5.6cm×2.2cm，胆囊壁增厚不均，最厚处 0.9cm；胆囊内探及多发粟粒样强回声，后伴声影，不移动，胆汁透声不佳；胆总管上段宽 0.7cm，内探及 1.2cm×0.6cm 强回声，后伴声影。

4 月 25 日至 27 日连续 3 天夜间出现排石痛，当夜阵发性上腹剧烈疼痛，取胆俞、上脘、中脘、足三里等穴位注射红花注射液，每穴 0.5~1.0mL，疼痛缓解，但由于连续出现胆道梗阻，导致胆囊炎症加重，胆囊壁厚度在 0.9~1.1cm 之间。

4 月 28 日清晨，患者排出一块直径 1.2cm×0.8cm 的结石及大量小块结石。彩超：胆囊大小 5.7cm×2.4cm，呈双边，最厚处 1.1cm，囊内探及粟粒样强回声，大者 0.5cm×0.4cm，后伴声影，移动（＋），胆总管上段宽 0.7cm，无异常声影，之后病情平稳，未再出现明显的排石痛，不断排出泥沙样及块状结石，最大 0.5cm×0.4cm。

5月7日彩超：胆囊大小 5.9cm×2.8cm，胆囊壁厚 0.3cm，囊内探及多个粟粒样强回声，较大者 0.4cm，后伴声影，胆汁透声佳，胆总管正常。5月11日彩超：胆囊大小 5.5cm×2.9cm，胆囊壁厚 0.3cm，内探及 3 枚小块状强回声，后伴声影，最大 0.4cm，胆汁透声佳，胆总管正常，各项化验检查指标属正常范围。5月12日痊愈出院，住院 20 天。

二、慢性结石性胆囊炎病例

例1：姬某，男，48 岁，体检发现胆石症 3 个月，服药未果，于 2011 年 9 月 7 日以胆石症、慢性胆囊炎入院。

查体：上腹无压痛。

彩超：胆囊大小 5.8cm×1.3cm，胆囊壁厚 0.6cm，腔内见致密点状弱回声，范围约 1.3cm×0.6cm，胆总管内径 0.5cm。

肝功能、血常规均正常。

按肝郁气滞型胆石症常规治疗。

1. 中药

疏肝利胆排石汤，每次 1/2 剂，2 次/日，早、晚餐前 30 分钟温服。

2. 西药

①基本方常规用药；②抗生素用注射用头孢西丁钠 2.0g，皮试（－），2 次/日，静脉点滴。

3. 饮食

给予高脂餐。

因患者不便搜集结石，治疗 8 天后于 2011 年 9 月 15 日复查彩超：胆囊大小 5.8cm×1.6cm，胆囊壁厚 0.3cm，腔内可见胆汁影像，胆汁范围 3.6cm×1.1cm，并可见一强回声，大小 0.6cm×0.5cm，后方伴声影，胆总管内径 0.6cm，当日对患者行 ESWL 治疗，第二天搜集到 0.5cm×0.4cm 的结石。

9 月 20 日单独服疏肝利胆排石汤，每日早、晚各 1/2 剂。

9 月 26 日复查彩超：胆囊大小 6.1cm×1.8cm，胆囊壁毛糙，厚 0.3cm，腔内见一分隔，胆汁透声好，胆总管内径 0.6cm，未见结石影，住院 19 天痊愈。

例 2：赵某，女，56 岁。患者 10 年前体检诊为胆囊结石充满型，曾于 2012 年 5 月在本院治疗，排出大量结石，其后胆囊中仍有结石，胆囊壁增厚，于 2013 年 3 月 14 日以胆囊结石、慢性胆囊炎入院。

彩超：胆囊大小 4.4cm×1.7cm，胆囊壁薄厚不均，最厚处为 0.7cm，囊内探及 1.0cm×0.8cm 强回声，后方伴声影，随体位移动，胆总管内径 0.6cm。

肝功能、血常规正常。

按胆结石、慢性胆囊炎（胆囊萎缩）进行药物治疗，消炎利胆的同时加大活血化瘀力度。

1. 中药

加味消炎利胆排石汤，每次 1/2 剂，2 次/日，早、晚餐前 30 分钟温服。

2. 西药

①基本方常规用药；②抗生素用注射用头孢西丁钠 2.0g，皮

试（－），2次/日，静脉点滴。因彩超示胆囊壁厚薄不均，暂不进行 ESWL 治疗，时机适当时再予以考虑。住院治疗第 3 天开始搜集到泥沙样及颗粒状混合结石，无任何不适。

3月29日彩超：胆囊大小 5.1cm×2.0cm，胆囊壁薄厚不均，最厚处为 0.6cm，胆囊内见多个粟粒样强回声，大者 0.5cm×0.4cm，随体位移动，胆总管上段宽约 1.1cm，内探及范围 1.4cm×0.9cm 强回声，后方伴声影，中段宽约 0.8cm，决定对胆总管结石行 ESWL 治疗。

4月5日彩超：胆囊大小正常，胆总管内径正常，均未见异常回声，胆囊壁厚度不均，最厚处 0.4cm，住院 21 天痊愈出院。

例3：韩某，女，65 岁。因右上腹疼痛并向肩背放射确诊为胆囊炎，已 10 年，近 1 周症状加重，伴恶心、呕吐来诊。

彩超：胆囊大小 7.5cm×2.5cm，胆囊壁厚 0.3cm，囊内未探及异常回声，胆总管内径 1.1cm，以胆囊炎、胆总管结石于 2012 年 8 月 9 日入院。

查体：上腹正中压痛。

血常规、肝功能正常。

按胆石症肝郁气滞型治疗。

1. 中药

疏肝利胆排石汤，每次 1/2 剂，2 次/日，早、晚餐前 30 分钟温服。

2. 西药

①基本方常规用药；②抗生素用注射用头孢西丁钠 2.0g，皮试（－），2 次/日，静脉点滴。

3. 饮食

给予高脂餐。

住院不足 14 小时开始排出泥沙样混合结石，腹痛症状消失。

8 月 13 日彩超：胆囊大小 6.3cm×2.3cm，胆囊颈部探及 0.6cm×0.4cm 强回声，后伴声影，随体位改变不明显，胆总管上段 0.7cm，扩张状态恢复正常。

8 月 14 日，行 ESWL 治疗胆石症。

8 月 16 日排出一块 0.6cm×0.4cm 结石。

8 月 17 日彩超未见异常，住院 8 天痊愈出院。

例 4：崔某，男，43 岁。患慢性胆囊炎 10 年，间断右上腹痛 10 天，于 2013 年 2 月 10 日以胆囊炎、胆结石、肝内胆管结石入院。

查体：右上腹有轻度压痛，无肌紧张及反跳痛，墨菲征（－）。

彩超：胆囊大小 6.6cm×2.8cm，胆囊壁厚 0.5cm，囊内探及强回声，范围 1.0cm×0.7cm，后伴声影，胆汁透声良好，胆总管内径正常，肝右叶探及 1.0cm×0.4cm 强回声，后伴弱声影。

肝功能、血常规、尿常规均正常。

按肝郁气滞型胆石症用药。

1. 中药

疏肝利胆排石汤，每次 1/2 剂，2 次/日，早、晚餐前 30 分钟温服。

2. 西药

①基本方常规用药；②抗生素用注射用头孢西丁钠 2.0g，皮试（－），2 次/日，静脉点滴。

3. 饮食

给予高脂餐。

治疗用药 12 小时内排出颗粒状及片状结石，大者 1.0cm×0.8cm、0.8cm×0.4cm，腹痛症状明显减轻。

2 月 15 日（治疗 5 天）彩超：胆囊大小 6.5cm×2.7cm，胆囊壁毛糙，胆总管内径 0.6cm，余无异常。住院 5 天治愈，巩固治疗 1 周。

例 5：张某，男，76 岁。右上腹痛，确诊为胆石症、胆囊炎 1 年；近期症状加重，2012 年 10 月 24 日来院，以胆囊结石、胆囊炎、肝内胆管结石入院。

查体：BP 170/80mmHg，P 80 次/分，T 36.2℃，R 20/分。双肺无啰音，心界向左扩大 0.5cm，律整，心率 80 次/分，无杂音，右上腹及剑突下有压痛，无肌紧张及反跳痛，墨菲征（－），肠鸣音正常，下肢浮肿（－）。

彩超：右肝内胆管探及多个点状强回声，后伴弱声影，大者 0.5cm×0.4cm，胆囊大小 7.0cm×2.7cm，胆囊壁毛糙，厚 0.4cm，囊内探及范围 1.4cm×1.1cm 强回声，后伴声影，较大者直径为 0.7cm，随体位移动，胆汁透声欠佳，胆总管内径正常。

血常规、尿常规正常。肝功能：TBIL 20.05μmol/L，余正常。

X 线胸片：主动脉增宽，左心影略增大，左下胸膜增厚。心电图：窦性心律，偶发房性期前收缩，下壁心肌缺血。

按肝郁气滞型胆石症常规治疗用药。住院不足 3 小时，腹痛等症状完全消失，食欲增加，但是 24 小时内未排大便，于是 50% 硫酸镁液改为 20mL 餐后服，48 小时开始排石，病情稳定。

于11月5日、11月16日两次行ESWL治疗胆囊结石。

11月21日彩超：胆囊大小6.4cm×2.6cm，壁毛糙，囊内见一分隔，隔下探及一0.7cm×0.5cm强回声，后伴声影，活动度（+），胆汁透声佳，肝内胆管未见异常声影。住院23天胆囊壁炎症消失，肝内胆管结石排出，只留下一枚位于胆囊隔下的结石。患者76岁高龄，可以人石共存，遂痊愈出院。

三、"非结石性胆囊炎"病例

例1：曹某，男，46岁。因高脂餐后突发右上腹剧痛，向后背放射，伴恶心呕吐，确诊为非结石性胆囊炎已3年。本人拒绝切胆手术，至今未愈。2004年4月6日晚再次发作来院。

彩超：胆囊大小9.0cm×3.8cm，饱满，胆汁透声不佳，胆囊壁毛糙，厚0.3cm，未见强回声，胆总管0.6cm。

按湿热型胆石症常规治疗用药，并肌肉注射哌替啶50mg；用药后疼痛消失，2小时后进食米粥约500g；次日晨起排稀便，搜集到泥沙样胆色素结石，最大0.2cm，量不多。患者用药治疗3天。彩超：胆囊一切正常，自行停药，终止治疗。

1个月后食高脂餐时突然旧病复发，急来院就诊。彩超：胆囊8.5cm×3.2cm，胆囊颈部近胆管口处见一0.4cm×0.3cm强回声，后伴声影，随体位不移动，征得患者同意后行ESWL治疗1次，第2天排出0.3cm×0.3cm黑色块状结石3块，坚持规范用药治疗10天，至今11年，未复发。

例2：张某，男，26岁。上腹疼痛难忍伴恶心欲吐反复发作

3年，无发热，经抗炎、解痉治疗病情缓解；经胃镜、化验等多方检查，未能确定诊断。2012年12月18日患者疾病发作，来诊。

查体：右上腹有明显压痛，余无阳性体征。

彩超：胆囊大小8.9cm×3.4cm，饱满，胆囊壁毛糙，不厚，胆汁透声欠佳，未探及异常声影，余无异常。

按肝郁气滞型胆石症治疗，症状很快消失，7小时内排出稀便，搜集到泥沙样黄褐色混合结石，第6天排出一枚0.5cm×0.3cm大小的褐色结石，以后再无结石排出。继续规范治疗至10天，一切检查正常，至今未复发。

这是一例"非结石性胆囊炎"患者，因为每次就诊胆囊变化不明显而被忽视，没能及时正确诊断，误诊为"非结石性胆囊炎"，治疗过程中排出结石，最后确诊为胆囊结石合并胆囊炎。所以对非结石性胆囊炎的诊断应该慎之又慎，避免盲目切胆，造成伤害。

例3：李某，男，59岁。因上腹隐痛、胀满就诊，B超检查胆囊壁增厚，确诊为慢性胆囊炎20余年，多方治疗无明显疗效，3个月前慕名来院，服中药7剂，疗效初显。2013年3月26日为求彻底治疗来院。

查体：慢性病容，消瘦，上腹压痛明显，右上腹尤著，肌紧张（-），反跳痛（-），墨菲征（±）。

彩超：胆囊大小5.2cm×2.0cm，胆囊壁厚0.5cm，胆汁透声欠佳，未探及强回声，胆总管内径0.6cm。

血常规、尿常规、肝功能均正常。

按肝郁气滞型胆石症治疗，嘱其认真搜集结石，第2天排稀便时就搜集到大量泥沙样褐色结石，呈粉末状，冲击治疗 10 天，搜集到粉末样黄褐色结石达半青霉素小瓶之多，自觉症状完全消失，食欲大增，进高脂餐亦无任何不适，结束了 20 年不敢吃荤菜的历史。

4 月 7 日彩超检查：肝胆均正常。继续巩固治疗 10 天，单服疏肝利胆排石汤 10 剂，随访无复发。

例 4：赵某，女，48 岁。患非结石性胆囊炎 8 年，高脂餐后右上腹及后背疼痛，久治不愈，今腹痛 1 小时来诊，2012 年 3 月 12 日入院。

查体：右上腹压痛明显，肌紧张（±），余无阳性体征。

彩超：胆囊大小 8.4cm×3.8cm，饱满，胆囊壁毛糙，胆汁透声欠佳，未探及异常回声。

血常规、尿常规、生化检查均正常。

按肝郁气滞型胆石症治疗，用药 1 小时内疼痛即缓解，7 小时后排稀便，见少量泥沙样胆色素结石，后排石量增多，为胆色素、胆固醇混合性结石，最大 0.3cm×0.2cm；每天排稀便 3~4 次，进食高脂餐无任何不适症状，冲击治疗 10 天，仍有少量泥沙样结石。3 月 22 日彩超及相关检查均未见异常，办理出院，巩固治疗 10 天，至今无复发。

例 5：陈某，女，58 岁。患慢性胆囊炎 12 年，上腹胀痛、恶心、嗳气经常发生。陪爱人治疗胆石症，被疗效吸引。2013 年 1 月 3 日要求门诊治疗。

查体：右上腹及正中部位压痛明显，余无异常体征。

彩超：胆囊大小 5.2cm×1.5cm，壁厚 0.5cm，胆汁透声差，未探及异常回声，胆总管内径正常。

血常规、尿常规、生化检查均正常。

按肝郁气滞型胆石症常规治疗，当天即感腹胀明显减轻；第2天开始排出泥沙样粉末状胆色素、胆固醇混合结石，共排出结石约1/3青霉素小瓶。1月13日彩超：胆囊大小6.3cm×2.0cm，壁厚0.3cm、毛糙，继续巩固治疗服药1周痊愈。

四、胆囊切除术后复发结石病例

例1：李某，女，67岁。该患者于12年前因胆囊结石、肝内胆管结石行胆囊摘除、左肝外缘部分切除术。2013年3月1日彩超：肝左叶矢状部肝内胆管扩张，其内可见强回声，大小1.2cm×0.5cm，肝右叶胆管内可见串珠样强回声，长2.0cm，胆总管上段宽1.3cm，后壁可见强回声，大小2.5cm×0.6cm，胆囊缺失。

2013年3月2日，患者以肝内胆管多发结石、胆总管结石、胆囊切除术后入院。

患者无寒战、发热，血常规、肝功能各项指标正常。

按肝内外胆管结石治疗常规用药。

1. 中药

化瘀利胆排石汤每次1/2剂，2次/日，早、晚餐前30分钟温服。

2. 西药

①基本方常规用药；②抗生素用注射用氨曲南2g，1次/日，静脉点滴。

3. 饮食

给予高脂餐。

进行综合治疗用药 15 天，治疗 12 小时内即开始排石，每天排稀便 3~4 次，每次均可搜集到泥沙样及颗粒状胆色素性结石。第 12 天以后结石排出量逐渐减少，共行 ESWL 治疗 2 次。第 15 天已不再排石；又单独口服中药 3 天，无结石排出。复查彩超：除胆总管为 0.9cm 略宽外，无结石声影，痊愈出院。

例 2：李某，男，55 岁。该患者 10 个月前行胆囊结石摘除术，近 2 周数次突发上腹痛，无发热。2011 年 9 月 9 日于外院经核磁确诊：肝内外胆管结石。2011 年 9 月 11 日彩超：胆总管上段宽 1.3cm，中段探及 0.6cm × 0.4cm 强回声，以肝内外胆管结石、胆总管扩张入院。

查体：无黄疸，上腹剑突下压痛明显，无肌紧张，反跳痛 （－）。血常规在正常范围。肝功能：ALT 71.2U/L，GGT 220.9U/L，TBIL 36.41μmol/L，DBIL 15.4μmol/L，IBIL 28.3μmol/L。

按肝内外胆管结石常规用药。

1. 中药

化瘀利胆排石汤每次 1/2 剂，2 次/日，早、晚餐前 30 分钟温服。

2. 西药

基本方常规用药。

3. 饮食

给予高脂餐。

上述治疗 16 小时内开始排出泥沙样胆色素性结石，每日排稀便 4~5 次，排石量逐渐增多，最大结石 1.0cm × 0.8cm，用药 10 天后改为单独服用化瘀利胆排石汤每次 1/2 剂，2 次/日。胆总管行 ESWL 治疗 1 次，入院第 6 天肝功能各项指标恢复正常。10 月 4 日彩超：胆总管 1.0cm，肝内胆管不扩张，未见结石影，住院 26 天痊愈。

例 3：石某，女，57 岁。因胆石症胆囊摘除 1 年，胆总管结石半年，服中药治疗 2 周无效，于 2011 年 6 月 9 日以胆总管结石、胆囊切除术后 1 年入院。患者自述上腹胀痛半月余，无寒战、发热，无黄染，上腹正中有压痛。彩超：胆总管内径 1.0cm，内见 0.5cm × 0.4cm 中等强度回声，伴声影，肝功能、血常规均正常。

按肝内外胆管结石常规用药。

1. 中药

化瘀利胆排石汤每次 1/2 剂，2 次/日，早、晚餐前 30 分钟温服。

2. 其他用药

按基本方常规用药，应用香丹、黄芪注射液活血化瘀。

3. 饮食

给予高脂餐。

4. 进行 ESWL 治疗 1 次

患者因 24 小时排稀便达 7 次之多，第二天将 50% 硫酸镁减量服用，每次服用 10mL，早、晚餐后 15 分钟口服，调整理想便次为每日 3 次。ESWL 治疗 3 天后，西药组中香丹注射液改成银杏叶提取物注射液 20mL，黄芪注射液改成冠心宁注射液 20mL，以达加强活血化瘀、松解粘连之目的。

经上述治疗后，患者当天自觉腹痛症状消失，入院 32 小时开始排泥沙样胆色素性结石，于 6 月 20 日再次行胆总管 ESWL

治疗，至 26 日仍可搜集到泥沙样及颗粒状胆色素结石。临床治疗顺利，6 月 30 日排石明显减少，巩固治疗 4 天，7 月 4 日彩超：胆总管中上段内径 0.6cm，未见明显异常回声，患者痊愈。

例 4：王某，女，43 岁。因胆囊结石于 2006 年摘除胆囊，现因肝内胆管结石、胆总管结石，于 2011 年 6 月 12 日入院。

彩超：肝右叶探及 0.4cm×0.3cm 强回声，后伴声影，胆总管上段扩张 1.1cm，内探及 1.0cm×0.5cm 强回声，后伴声影。

肝功能、血常规无异常。

按肝内胆管结石常规治疗。

1. 中药

化瘀利胆排石汤，每次 1/2 剂，2 次/日，早、晚餐前 30 分钟温服。

2. 西药

①基本方常规用药，活血化瘀药应用香丹、黄芪注射液；②抗生素用注射用头孢西丁钠 2.0g，皮试（－），2 次/日，静脉点滴。

3. 饮食

给予高脂餐。

4. ESWL 治疗胆总管结石 1 次

入院 18 小时后开始排出泥沙样胆色素结石，三天后将西药中的香丹换成银杏叶提取物注射液 20mL，黄芪换成冠心宁注射液 20mL。患者排石逐渐增多，伴有颗粒状、直径约 0.4cm 的结石。6 月 22 日复查彩超：肝右叶见一 0.5cm×0.4cm 强回声，后伴声影。第二天又行 ESWL 治疗 1 次，每天陆续排石；至 7 月 2 日已不再有结石排出；又巩固治疗 3 天，7 月 5 日彩超：胆总管内径 0.6cm，余无异常改变。住院 23 天，患者痊愈出院。

例 5：王某，男，55 岁。2004 年因胆石症行胆囊切除、胆总管探查取石术，2007 年行 ERCP 取石，2010 年行胆肠吻合术，2011 年再次行 ERCP 取石，现因突发上腹痛、寒战、发热、恶心、呕吐一天，于 2012 年 7 月 5 日来院，以胆总管结石、肝内胆管结石、化脓性胆管炎入院。

查体：BP 110/80mmHg，P 80 次/分，T 38.8℃，R 18 次/分；黄疸（±）；心肺听诊正常，腹平坦，中上腹可见三个手术瘢痕，长度均在 10cm 以上，上腹正中部压痛，肝区叩击痛（+），肠鸣音弱，下肢无浮肿。

彩超：肝实质回声欠均匀，左肝内胆管探及多发强回声，较大者为 1.3cm×0.7cm，后伴声影；右肝内胆管探及多个强回声，大者为 0.6cm×0.5cm，后伴声影；肝总管内径 0.9cm，胆总管上段宽约 1.4cm，内见 1.8cm×1.2cm 强回声，后伴声影，中下段显示不清楚；胆囊缺失。

肝功能：ALT 293.3U/L，AST 63.0U/L，ALP 224.3U/L，GGT 353.0U/L，TBIL 18.83μmol/L。

血常规：白细胞计数 $15.8cm×10^9/L$，中性粒细胞占比 81.2%。

按肝内外胆管结石、胆总管结石梗阻、急性胆管炎常规治疗。

第二天患者无任何不适，对胆总管结石行 ESWL 治疗 1 次，碎石后排石增多，搜集到 0.3cm 颗粒状结石和泥沙样结石。

7 月 9 日（入院第 5 天）彩超：胆总管上段宽 1.1cm，内见 1.2cm×0.9cm 强回声，后伴声影，中下段显示不清，入院治疗。

7 月 15 日彩超：左、右肝内胆管探及多发强回声，后伴声影，最大尺寸分别为 0.4cm×0.3cm、0.5cm×0.3cm，密度明显减少，胆总管上段宽 1.2cm，未见异常声影；肝功能：ALT 128.2U/L，AST 71.6U/L，ALP 231.1U/L，GGT 629.5U/L，TBIL 19.16μmol/L，DBIL 3.79μmol/L。

7 月 16 日，肝内胆管结石行 ESWL 治疗 1 次。

7 月 18 日肝功能：ALT 44.92U/L，GGT 78.6U/L。患者出院，带 10 剂化瘀利胆排石汤，2 次/日，口服，巩固治疗。

五、肝内外胆管结石、胆总管结石病例

例1：刘某，男，64 岁。因上腹部胀痛不适 10 余天，于 2013 年 2 月 6 日以肝内外胆管结石、胆总管结石、肾结石入院。患者无寒战、发热及黄疸，上腹压痛明显，无肌紧张、反跳痛。

彩超：肝内胆管探及多个强回声，较大者为 0.7cm×0.5cm，后伴声影，肝总管宽 1.4cm，内见 2.4cm×1.1cm 强回声，后伴声影，胆总管上段宽为 1.2cm，内探及 0.8cm×0.6cm 强回声，后伴声影；胆囊大小正常，内无异常回声，左肾内探及 0.8cm×0.5cm 强回声，后伴声影。

按肝内外胆管结石常规用药。

1. 中药

消炎利胆排石汤，每次 1/2 剂，2 次/日，早、晚餐前 30 分钟温服（因碎石治疗不选化瘀利胆排石汤）。

2. 西药

①基本方常规用药；②抗生素用注射用氨曲南 2.0g，1 次/

日，静脉点滴；③加用 5% 葡萄糖注射液 250mL+注射用泮托拉唑 40mg，1 次/日，静脉点滴。

3. 饮食

给予高脂餐。

4. ESWL 治疗

2 月 6 日碎胆总管结石；2 月 7 日碎左肾结石；2 月 11 日碎肝总管结石；2 月 14 日碎胆总管结石，共行 4 次 ESWL 治疗。

强调四点：①首选胆总管结石碎石，打开下端通道，防止上端结石下移加重梗阻；②肾结石碎石后在治疗胆管结石过程中可自行排出，无须进一步特殊用药；③该患者胆道结石均来自肝内胆管，结石松脆，低能量碎石亦可显效；④不同部位、低能量、短间隔不会造成肝胆损伤。患者住院 10 天，碎石 4 次，2 月 16 日彩超：肝内胆管探及多个强回声，大者 0.7cm×0.4cm，后伴声影，肝总管、胆总管均未见异常，住院 10 天因家中有事出院。

例 2：康某，女，43 岁。突发右上腹及剑突下剧痛，寒战高热，体温达 39.5℃，伴恶心、呕吐 2 天，由外院转诊。

彩超：肝左叶内胆管扩张，并可见 1.8cm×0.8cm 强回声团伴声影，胆囊大小如常，壁厚 0.6cm，不光滑，囊内见低回声团堆积，最大范围 0.7cm×0.9cm，胆汁透声欠佳，胆总管最宽处 1.2cm，内可见低回声填充。

门诊以肝内胆管结石、胆总管结石、急性胆管炎、胆囊结石、胆囊炎于 2013 年 6 月 2 日收入院。

查体：黄疸（+），右上腹及腹正中部压痛明显，肌紧张（+），反跳痛（-）。

肝功能：ALT 112.6U/L，AST 43.6U/L，ALP 153.4U/L，TBIL 38.7μmol/L。

血常规：白细胞计数 5.4×10^9/L，中性粒细胞占比 94.8%，血红蛋白 78.6g/L，红细胞压积 23.9%，血小板计数 156×10^9/L。

按湿热型胆石症（急性胆管炎）治疗。

1. 中药

消炎利胆排石汤，每次 1/2 剂，2 次/日，早、晚餐前 30 分钟温服。

2. 西药

①基本方常规用药；②抗生素改用注射用头孢西丁钠2.0g，皮试（－），2 次/日，静脉点滴。③加用 0.9% 氯化钠注射液 250mL+注射用泮托拉唑 40mg，1 次/日，静脉点滴；④葡萄糖硫酸亚铁片 2 片/次，3 次/日，餐后服。

入院不足 14 小时开始排石，寒战、发热、腹痛、恶心、呕吐等症状全部消失。6 月 7 日（入院第 5 天）查肝功能：ALT、TBIL 等均正常，中性粒细胞占比 53.7%，红细胞计数 3.05×10^{12}/L。6 月 11 日彩超：肝左叶探及 0.9cm×0.6cm 结石影，胆囊、胆总管均无异常改变。6 月 13 日痊愈出院。

例 3：张某，女性，77 岁。1 年半前，患者突然出现上腹部剧痛，同时伴有寒战、发热症状，于北京某三甲医院接受了胆囊切除、胆总管探查术。出院 2 周后，上述症状再次发作，遂在外院通过 ERCP 进行取石治疗。此后，患者反复出现恶寒、发热、腹痛等症状。此次发病已持续 6 天，经外院治疗效果不佳，于2011 年 6 月 18 日来我院就诊。门诊以肝内胆管结石、胆总管结石、急性胆管炎、胆囊切除及胆总管切开取石术后、冠心病等诊断收入院。

查体：BP 138/90mmHg，P 68 次/分，T 35.8℃，R 22 次/分，神志清楚，表情痛苦，无黄疸，心肺听诊正常，腹部可见约 15cm 手术疤痕，右上腹及剑突下有明显压痛，无肌紧张，反跳痛（－），上腹无移动性浊音；肠鸣音减弱，下肢无浮肿。

彩超：肝左叶内见强回声光团，范围 1.4cm×0.6cm，后伴声影；肝内胆管增宽，最宽约 0.9cm；胆总管宽 1.1cm，胆囊缺失。

CT 报告：双肺下叶慢性炎症；双侧胸膜增厚；心影增大；肝内胆管结石扩张。

血常规：正常范围。

尿常规：白细胞（＋）。

肝功能：ALT 33.8U/L，TBIL 19.12μmol/L，GGT 105.6U/L。

X 线胸片：双肺纹理增宽、增多、紊乱，双肋膈角变钝，主动脉增宽，心影增大。

入院后，按照湿热型胆石症的常规疗法进行治疗，同时密切观察疗效。考虑到胆总管下段因反复炎症以及奥迪括约肌切开后，存在导致狭窄进而影响排石效果的可能性，因此做好准备，必要时再次实施 ERCP 取石治疗。在入院治疗的前 3 天，患者仍有腹痛、发热症状，体温最高达 38.1℃，不过自觉症状较转院前有所减轻。每日排便 3 至 4 次，其间有泥沙样胆色素结石排出，最大结石约 0.3cm×0.3cm。患者能够进食半流食，睡眠质量也有所改善。

从 6 月 21 日至 28 日，患者腹痛症状完全缓解，不再发热，每天仍有少量泥沙样结石排出。然而，通过彩超监测发现，左肝叶内结石范围逐渐缩小，声影变淡，但肝内胆管扩张程度加剧，由最初的 0.9cm 增至 2.0cm；胆总管宽度也持续扩大，从入院时的 1.1cm 变为 1.8cm，且再次探及堆积物，后方伴有弱声影。

经综合分析判断，大量肝内胆管结石排出后堆积在胆总管。鉴于此，将患者转至上级医院。趁着感染已得到控制的时机，上级医院为患者实施了 ERCP 取石术，术中取出大量泥沙样结石。截至随访时，病情未再复发。

总结：采用"中西医结合排石系列疗法"治疗肝内胆管结石，在清除结石、控制炎症方面取得了显著效果，实现了较为理想的治疗目标。

例 4：郑某，男，38 岁。突发上腹痛，畏冷、发热、恶心、呕吐 8 小时就诊。

彩超：胆囊大小 8.6cm × 3.7cm，壁厚 0.3cm，腔内见中强回声，大小 0.6cm × 0.4cm，后伴声影，可移动，胆汁透声欠佳，胆总管上段宽 1.2cm，2012 年 1 月 20 日，以急性胆囊炎、胆管炎入院。

查体：上腹正中有压痛，无肌紧张。

血常规：白细胞计数 14.8×10^9/L，中性粒细胞 79%。

肝功能：ALT 174U/L，AST 148U/L，GGT 308U/L，TBIL 94.8μmol/L，DBIL 54.2μmol/L，IBIL 40.6μmol/L。

按胆石症湿热型常规治疗。

1. 中药

消炎利胆排石汤，每次 1/2 剂，2 次/日，早、晚餐前 30 分钟温服。

2. 西药

①基本方常规用药；②抗生素用注射用头孢西丁钠 2.0g，皮试（－），2 次/日，静脉点滴。

3. 饮食

给予高脂餐。

用药 2 小时症状逐渐缓解，治疗不足 10 小时开始排出混合性泥沙样结石。

1 月 23 日彩超：胆囊大小 8.3cm×2.9cm，腔内探及 0.6cm×0.4cm 强回声，后伴声影，随体位移动（＋），胆总管上段宽 1.1cm，内见 1.0cm×0.6cm 强回声，后伴声影。患者体温正常，白细胞计数正常，行 ESWL 治疗胆总管结石后，排石量增加。1 月 31 日彩超：胆囊 7.3cm×2.3cm，胆总管上段宽 1.0cm，近中段探及一个 0.8cm×0.5cm 强回声，后伴声影，第二次行 ESWL 治疗胆总管结石。2 月 4 日彩超：胆总管内径 0.7cm，胆囊正常。患者住院 15 天痊愈出院。

例5：李某，女，70 岁。患慢性支气管炎 20 余年、肺心病 4 年、胆囊结石 15 年，上腹胀痛、恶心、呕吐反复发作，近 2 个月上述症状加重，发热、咳嗽、痰多、呼吸困难、浮肿，在当地医院住院 20 余天，病情加重，2014 年 10 月 30 日来院。

查体：BP 140/80mmHg，P 80 次/分，R 24 次/分，T 36.4℃。呼吸困难，口唇发绀，消瘦，颈静脉怒张，桶状胸，双肺呼吸音减弱，可闻及较密集的干湿啰音，双肺底尤著，心界不大，心律不齐，偶闻期前收缩，无杂音，肺动脉瓣第二心音（A2）亢进，腹略满，上腹胆囊区压痛明显，包块（－），肌紧张（±），无反跳痛，墨菲征（+），肝脾未触及，肠鸣音弱，下肢浮肿（++）。

彩超：胆囊大小 7.2cm×2.4cm，壁厚 0.6cm，胆囊内探及多发强回声，较大者 1.4cm×0.7cm，后方伴声影，随体位移动（+），可见少量胆汁，胆总管上段宽 1.3cm，内探及 1.1cm×0.8cm 弱声影，主胰管正常。

血常规：白细胞计数 $6.8×10^9$/L，中性粒细胞占比 89.4%。

肝功能：ALT 148.6U/L，ALP 128.1U/L，GGT 210.6U/L，TBIL 68.28μmol/L，DBTL 43.20μmol/L，IBIL 25.08μmol/L。

尿常规：胆红素（+），尿胆原（+），蛋白质（+）。

心电图：窦性心律；偶发室上性期前收缩；存在肺型 P 波；下壁、前壁心肌缺血；电轴中度右偏。

X 线胸片：双肺门阴影增大、增浓，纹理增多、增强、紊乱，两肺可见斑片状或蜂窝状阴影，边缘模糊，肺动脉段凸出，心影向两侧扩大。

诊断：胆囊结石；胆囊炎；胆总管结石；慢性支气管炎；支气管扩张合并感染；肺心病并冠心病，心功能 3~4 级。

针对胆石症之肝郁气滞型、慢性肺部感染、肺心病合并冠心病导致的心功能不全，采取综合治疗措施。同时应用黄芪注射液，选取双侧风门、肺俞、厥阴俞穴位，每穴注射 0.5mL，隔日注射 1 次，注射 7 次后暂停 3 天，随后重复注射。

治疗效果：用药不到 2 小时，患者病情逐渐趋于稳定，呼吸困难症状有所好转，血氧饱和度上升至 96%~98%，尿量增多。8 小时后开始排出稀便，从中收集到块状大小约 0.5cm×0.2cm 的结石及泥沙样结石，患者食欲开始改善，当天便能平卧入睡。此后，排石量逐渐增多，还可见大量蛔虫残体与结石。

11月5日复查彩超：胆囊大小变为6.2cm×2.1cm，胆囊壁厚度减至0.3cm，胆囊内探测到1.4cm×0.7cm、1.2cm×0.6cm的强回声，后方伴有声影，但移动度不明显，胆汁透声良好。胆总管宽度缩至0.9cm，未探测到异常声影，肝内胆管无扩张。此时患者病情稳定，心功能有所改善，遂进行体外冲击波碎石治疗胆囊结石，之后排石量进一步增加。

11月13日复查X线胸片：双肺纹理增强、紊乱，右心膈角可见蜂窝状阴影，心界基本恢复正常。患者住院20天，体重增加1.5kg，肝功能恢复正常。复查彩超显示：胆囊内可见多个强回声，较大者为0.5cm×0.3cm。随后患者携带10剂疏肝利胆排石汤出院。2014年12月5日随访得知，当地彩超报告显示胆囊大小正常，未探测到异常阴影。

总结：该患者长期受胆石症困扰，致使心肺功能难以恢复正常，日常生活受到严重影响，身体状况每况愈下。在治疗过程中，解决胆石症这一主要矛盾后，其他相关的次要矛盾也随之得到缓解。

六、急性梗阻性化脓性胆管炎病例

例1：吴某，男，46岁。该患者于2012年3月25日在外院行微创保胆手术，3月31日出院。1周后出现上腹胀痛，发热、黄疸，经外院抗炎综合治疗10天，病情加重，发热，体温高达39.5℃，黄疸加重，恶心，呕吐，不能进食，全身出现皮疹，于 2012 年 4 月 17 日来院。

彩超：胆囊大小 9.5cm×4.5cm，壁厚 0.3cm，胆汁混浊，胆总管上段宽 1.0cm，腹腔探及液性暗区，深达 1.7cm，以急性胆囊炎、急性胆管炎入院。

查体：T 39.3℃，P 102 次/分，BP 100/70mmHg，R 22 次/分，精神萎靡，皮肤、巩膜重度黄染，全身皮肤可见较密集斑片状皮疹，有皮屑，压之褪色，两肺呼吸音粗糙，有散在干啰音，心律整齐，无杂音，右上腹有轻压痛，无肌紧张，反跳痛（－），无包块，肝区叩痛明显，下肢浮肿（＋）。

血常规：白细胞计数 $8.4×10^9$/L，中性粒细胞占比 92%，红细胞计数 $6.58×10^{12}$/L，血红蛋白 173g/L，空腹血糖 7.91mmol/L。

尿常规：尿糖（＋＋）、酮体（＋＋）、胆红素（＋＋＋）、蛋白质（＋＋＋）、白细胞（＋＋）。

肝功能：ALT 277.7U/L，AST 70.1U/L，ALP 271.44U/L，GGT 411.1U/L，TBIL 429.49μmol/L，DBTL 162.14μmol/L，IBIL 267.35μmol/L。

心电图：窦性心动过速；Ⅱ、Ⅲ、AVF、V1~V6 波倒置或低平。

X 线胸片提示双肺纹理增强、紊乱，肺门阴影增重。

诊断：重症胆管炎；急性胆囊炎；肝肾综合征；中毒性心肌炎；糖尿病酮症；药物性皮炎；微创保胆取石术后。

该患者因急性梗阻性化脓性胆管炎（重症胆管炎）导致心、肝、肾、胰腺四大脏器严重受损，必须立即解除胆道（尤其是肝内胆管）的梗阻，才能有效控制感染，阻止病情恶化。

按热毒炽盛型胆石症常规治疗。

1. 中药

消炎利胆排石汤加味，每次 1/2 剂，早、晚餐前 30 分钟温服。

2. 西药

①10% 葡萄糖注射液 250mL+VC 注射液 2.5g，2 次/日，静脉点滴；②0.9% 氯化钠注射液 150mL+注射用氨曲南 1.5g，2 次/日，静脉点滴；③10% 葡萄糖注射液 250mL+银杏叶提取物注射液 20mL，1 次/日，静脉点滴；④0.9% 氯化钠注射液 250mL+冠心宁注射液 20mL，1 次/日，静脉点滴；⑤20% 白蛋白注射液 50mL，1 次/日，静脉点滴（共 5 支）；⑥肝氨注射液 250mL+10% 氯化钾 5mL，1 次/日，静脉点滴；⑦10% 葡萄糖注射液 250mL+注射用泮托拉唑 40mg，1 次/日，静脉点滴；⑧地塞米松注射液 10mg、甘利欣注射液 30mL 分别加入①组中；⑨胰岛素注射液 6U，早、晚餐前 30 分钟皮下注射；⑩氯化钾缓释片 0.5g，3 次/日，口服。

3. 注意事项

半流食，予以一级护理，详细记录液体出入量，定时监测血糖、电解质及肝功能。

患者于 4 月 17 日上午 9：50 用药，11：30 自觉腹胀有所减轻，恶心、呕吐症状消失。下午 3 时，患者排出稀便 1 次，量约 400g，并收集到泥沙样结石（详见文前结石照片 1）。此后，患者开始恢复食欲，当晚 5 时进食稀粥 200mL。夜间，患者体温维持在 39℃以下，脉搏为 78 次/分，共排尿 4 次、大便 3 次。经统计，24 小时内入量为 2800mL，出量达 3500mL，夜间睡眠状况良好。

4 月 18 日 9 时，患者精神较佳，进食米粥 350mL，黄疸减轻，皮疹明显减轻。血常规：白细胞计数 14.8×10^9/L。中性粒细胞占比 80.8%，血红蛋白 158g/L，血小板 329×10⁹/L，肝功能：ALT 202.8U/L，AST 62.1U/L，ALP 183.0U/L，GGT 1142.8U/L，TBIL 302.86μmol/L，DBTL 118.72μmol/L，IBIL 183.94μmol/L。空腹血糖：12.85mmol/L。病情逐渐好转。

4 月 23 日，血常规：正常。尿常规：葡萄糖（－），胆红素（＋），酮体（±），蛋白质（－），白细胞（＋）。肝功能：ALT 203U/L，AST 58.9U/L，ALP 2254.8U/L，GGT 665.1U/L，TBIL 143.73μmol/L，DBTL 59.6μmol/L，IBIL 84.67μmol/L。空腹血糖：5.9mmol/L。

4 月 24 日彩超：胆囊大小 8.8cm×3.8cm，壁厚约 0.5cm，胆汁透声好，胆总管上段宽 1.1cm，近中段探及 1.3cm×0.6cm 强回声，后伴声影，下段显示不清；对胆总管结石行 ESWL 治疗 1 次。

4 月 28 日彩超：胆囊大小 7.8cm×3.0cm，壁厚 0.3cm，胆囊壁上探及 0.5cm×0.3cm、0.4cm×0.3cm 强回声，无明显声影，移动不明显，胆汁透声好，胆总管上段宽约 1.0cm，未见异常回声，下段探查不清。

4 月 29 日肝功能：ALT 147.2U/L，AST 21.1U/L，ALP 134U/L，GGT 458.3U/L，TBIL 88.2μmol/L，DBTL 30.45μmol/L，IBIL 57.75μmol/L。血糖 5.9mmol/L。尿常规：胆红素（＋），尿胆原（＋），白细胞（＋）。

5 月 25 日彩超：胆囊大小 6.2cm×2.8cm，壁毛糙，囊内见多个点状强回声漂浮，随体位移动，胆总管内径 0.7cm。5 月 31 日肝功能：GGT 63.2U/L，其余各项均正常。

6 月 1 日患者出院，住院 45 天痊愈。

例 2：刘某，男，83 岁。因突然寒战、高热、腹痛、黄疸，以胆囊结石、急性胆囊炎、肝内外胆管结石、急性胆管炎反复多次住院，终因年老、体弱多病，不能承受手术治疗，采用抗炎支持等综合治疗，病情恶化，高热不退，最高达40.5℃，黄疸加重，不能进食，于2011年1月18日来院求治。

查体：BP 90/70mmHg，P 118次/分，R 24次/分，T 39.3℃。精神恍惚，反应迟钝，黄疸；双肺散在干湿啰音，心音低钝，心律不齐，期前收缩6~9次/分，无杂音，上腹饱满，胆囊区压痛（+），肌紧张（±），无反跳痛，下肢浮肿（+），双下肢末梢发凉。

血常规：白细胞计数 10.4×10^9/L，中性粒细胞占比94.3%，血红蛋白89g/L，血小板 104×10^9/L。

尿常规：胆红素（++），蛋白质（+），白细胞（+）。

肝功能：ALT 262.6U/L，ALP 298.4U/L，AST 189U/L，GGT 644.4U/L，TBIL 238.28μmol/L，DBTL 125.08μmol/L，IBIL 113.20μmol/L，TP 54.2g/L，ALB 30.4g/L，GLB 23.8g/L。

彩超：胆囊大小9.2cm×4.0cm，壁厚0.5cm，腔内有少量胆汁，充满强回声，后伴声影；胆总管上段宽达2.2cm，内见3.5cm×1.8cm强回声，后伴声影；肝内胆管、肝总管均明显扩张，肝内见多个强回声，后伴声影，最大1.0cm×0.7cm。

心电图：窦性心动过速；频发室性期前收缩；下壁、前壁心肌缺血。

诊断：重症胆管炎；急性胆囊炎；胆囊结石充满型；胆总管结石梗阻；冠心病；心功能3级；营养不良性贫血；低蛋白血症；脑梗恢复期。

患者83岁高龄，体弱多病，营养不良，又长时期住院，大量应用抗生素，耐药菌株感染机会增多，感染难以控制，属极高危患者，应家属恳求，做以下治疗，按危重患者一级护理。

按热毒炽盛型综合治疗。

1. 中药

自拟消炎利胆排石汤加减，每次 1/2 剂，早、晚餐前 30 分钟温服，50% 硫酸镁溶液 15mL，3 次/日，餐后 15 分钟口服。

2. 西药

①10% 葡萄糖注射液 250mL+VC 注射液 2.5g，2 次/日，静脉点滴；②0.9% 氯化钠注射液 250mL+注射用氨曲南 1.5g，皮试，2 次/日，静脉点滴；③奥硝唑注射液 0.2g，2 次/日，静脉点滴；④10% 葡萄糖注射液 250mL+银杏叶提取物注射液 20mL，1 次/日，静脉点滴；⑤0.9% 氯化钠注射液 250mL+黄芪注射液 20mL，1 次/日，静脉点滴；⑥20% 白蛋白注射液 50mL，1 次/日，静脉点滴（共 4 支）；⑦肝氨注射液 250mL+10% 氯化钾注射液 5mL，1 次/日，静脉点滴；⑧10% 葡萄糖注射液 250mL+注射用泮托拉唑 40mg，1 次/日，静脉点滴；⑨地塞米松注射液 10mg、甘利欣注射液 30mL 分别加入①组中；⑩毛花苷 C 注射液 0.2mg+10% 葡萄糖注射液 20mL 静推；⑪氯化钾缓释片 0.5g，3 次/日，口服。

3. 饮食

米汤至米粥，渐进。

患者 1 月 18 日上午 10 时开始用药，下午 2 时自觉腹痛、腹胀明显减轻，恶心、呕吐消失，有食欲，进食 50mL 米汤，无不适，2 小时后又进食 100mL 米汤，下午 6 时排宿便后排稀便，搜集到胆色素性泥沙样及小块状结石，最大直径 0.6cm，食欲强烈，因

10 余天未能进食，所以控制饮食，仍以米汤为主，夜间进米汤及温水 1100mL，24 小时入量 3600mL，出量 2800mL。

1 月 19 日 9 时查体：BP 130/80mmHg，P 78 次/分，R 18 次/分，T 36.1℃。黄疸减轻，双肺呼吸音粗糙，干湿啰音，心脏听诊正常，腹平软，上腹正中部轻度压痛，无肌紧张，下肢无浮肿。彩超：胆囊大小 7.8cm×2.8cm，轮廓清楚，胆汁增多、混浊，腔内多发强回声，最大 1.2cm×0.7cm，后伴声影，胆总管上段宽 1.8cm，内见 2.7cm×1.0cm 强回声，后伴声影，肝内胆管轻度扩张，多发强回声，最大 0.7cm×0.6cm，后伴声影。血常规：白细胞计数 $11.2×10^9/L$，中性粒细胞占比 78.3%。尿常规：胆红素（+），蛋白质（-），白细胞（+）。肝功能：ALT 181.2U/L，AST 141.8U/L，ALP 108.2U/L，GGT 498.2U/L，TBIL 126.4μmol/L（直接胆红素、间接胆红素均下降）。病情稳定好转。

1 月 23 日晚 8：30 突然寒战高热，体温达 40.5℃，上腹剧痛，恶心、呕吐，考虑为排石痛。床头 B 超：胆囊大小 7.6cm×2.7cm，腔内结石影约占 1/2，胆汁混浊，胆总管扩张，宽 2.2cm，内探及 3.2cm×1.6cm 强回声，后伴声影。经穴位封闭，给予退热药对症等综合治疗措施，疼痛、发热持续 2 小时后突然缓解；次日晨起排稀便，见大量泥沙样及块状结石，最大直径 1.6cm×1.2cm，呈红褐色混合性结石（详见文前结石照片 2），易碎。冲击治疗 15 天，单独服化瘀利胆排石汤 10 天。彩超：胆囊内见多发结石，胆总管 1.0cm，除有轻度扩张外，余无异常。住院 25 天，2 月 13 日出院。

例 3：田某，男，64 岁。患者 2009 年因胆石症行胆囊切除、左肝叶部分切除、胆总管探查术后，行一次 ERCP 治疗，现因上腹疼痛、发热、恶心、呕吐、黄疸来院，以急性胆管炎于 2012 年 10 月 3 日 17 时入院。

查体：T 37.5℃，P 74 次/分，R 20 次/分，BP 100/70mmHg，表情痛苦，查体合作，巩膜黄染，心肺听诊正常，腹平坦，剑突下沿右肋缘见长 20cm 的手术瘢痕，右上腹及剑突下压痛（+），无反跳痛，肌紧张（±），肝区叩痛（+），肠鸣减音弱。

彩超：右肝叶大小正常，左肝叶边缘欠清晰，实质回声细密增强，右肝内胆管扩张，最宽约 1.1cm，胆囊缺失，胆总管中上段最宽达 1.6cm，管壁增厚，回声增强，管腔内透声差，探及点状及絮状回声，较大的范围约 2.1cm×0.6cm，主胰管未见扩张。

入院即按胆总管结石梗阻、急性胆管炎常规治疗，患者夜间病情较稳定，腹痛减轻，恶心、呕吐消失，每餐进米粥 300mL，排稀便 2 次，未见结石，排尿 3 次。

10 月 4 日晨查体：T 37.3℃，P 84 次/分，R 18 次/分，BP 130/80mmHg，右上腹及正中有轻度压痛，无肌紧张，反跳痛（−）。心肺听诊正常。血常规：白细胞计数 $29.9×10^9$/L，中性粒细胞占比 95.4%。尿常规：尿糖（+++），酮体（±），尿胆原（±），白细胞（±）。肝功能：ALT 222.6U/L，AST 171.1U/L，ALP 103.1U/L，GGT 248.1U/L，TBIL 144.28μmol/L，DBTL 91.86μmol/L，IBIL 52.12μmol/L。尿素氮 16.2μmol/L。空腹血糖 8.46mmol/L。彩超同上。

经过入院近 18 小时的治疗观察，患者腹痛等消化道症状虽有所减轻，仍有低热情况，且一直未见结石排出。通过彩超动态观察，胆总管扩张程度未缓解。综合肝功能、肾功能相关指标以及血常规变化分析，判断患者胆总管下端及奥迪括约肌部位存在病理性狭窄，结石梗阻情况较为严重，胆道系统的高压状态未能有效解除，因此存在发展为急性重症胆管炎的可能性。

院方建议患者转院进行 ERCP 治疗，但患者拒绝，要求继续在本院接受非手术治疗。10 月 6 日 12 时住院已达 72 小时，仍未顺利排石，患者自觉症状略减轻，每餐能进食 300mL 米粥，但黄疸加重，腹胀明显，肝区叩痛加重，出现快速房颤。血常规：白细胞计数持续在 $20.0 \times 10^9/L$ 以上，血小板 $48 \times 10^9/L$，血糖持续升高。肝功能：ALT 119.9U/L，AST 58.2U/L，ALP 166.8U/L，GGT 240U/L，TBIL 200.56μmol/L，DBTL 95.72μmol/L，IBIL 104.84μmol/L；TP 58.9g/L，ALB 30.4g/L。彩超：胆总管扩张 1.6cm，管壁厚度 0.4cm，内探及范围为 2.4cm×1.1cm 强回声，后伴声影，中段直径 1.2cm，右肝内胆管扩张 1.1cm（以上所见与入院时相同）。

患者白细胞持续显著升高，血小板明显降低，肝功能、肾功能改变，血糖升高，心电图显示快速房颤，证明患者心、肝、肾、胰、血液多系统受损害较重，虽然血压及体温改变不大，但仍符合急性重症胆管炎的诊断。转送上级医院，经手术治疗勉强保住生命。

提示：临床工作必须从实际出发，不可完全套搬诊断标准。

例 4：简某，男，54 岁。因胆石症行胆囊切除、胆总管探查术已 3 年，其间又两次行 ERCP 取石，现因寒战、发热、腹胀、恶心、呕吐、黄疸 2 天于 2011 年 3 月 15 日入院。

查体：BP 100/80mmHg，P 118 次/分，T 39.8℃，R 24 次/分；

患者表情痛苦，精神萎靡，重度黄疸；两肺散在干湿啰音；心律齐，无杂音；腹部可见 15cm 手术瘢痕，腹满，上腹压痛（＋）；肌紧张（＋），反跳痛（－），肝区叩痛（＋），肠鸣音弱，下肢无浮肿。

彩超：肝内胆管明显扩张，肝总管扩张 1.2cm，胆囊缺失，胆总管中上段扩张，最宽处 1.8cm，胆总管探及弱声影及絮状物，主胰管不扩张。

血常规：白细胞计数 $21.24 \times 10^9/L$，中性粒细胞占比 92.1%。

尿常规：胆红素（＋＋），尿胆原（＋），酮体（＋），白细胞（＋）。

肝功能：ALT 318.4U/L，AST 216.2U/L，ALP 283.6U/L，GGT 328.1U/L，TBIL 124.28μmol/L，DBTL 78.08μmol/L，IBIL 46.20μmol/L。

诊断：急性重症胆管炎；胆囊切除术后。

按热毒炽盛型胆石症常规治疗。

入院治疗 1 小时后，腹胀、腹痛、恶心、呕吐全部消失，体温开始逐渐下降；服药 7 小时 15 分钟开始排出稀便，搜集到大量蛔虫残体结石及数块颗粒样结石和 2 枚块状结石，大者直径 0.8cm，第 2 天患者开始正常进食，病情比较平稳，不断排出蛔虫残体样结石。

3 月 19 日血常规：白细胞计数 $12.8 \times 10^9/L$，中性粒细胞占比 78.1%。尿常规：胆红素（±），余无异常。肝功能：ALT 118.4U/L，AST 108.2U/L，ALP 103.4U/L，GGT 128.6U/L，TBIL 58.64μmol/L，DBTL 31.60μmol/L，IBIL 27.04μmol/L；彩超：胆总管中上段宽 1.2cm，肝内外胆管轻度扩张，未见异常声影。

3月20日6时又突发寒战高热，T 38.8℃，上腹胀痛，肝区叩痛（+）。彩超：肝内胆管轻度扩张，胆总管中上段扩张1.5cm，内探及1.6cm×0.5cm强回声。分析为排石痛，经ESWL治疗胆总管结石1次，第二天排石量明显增多，并排出结石三块。排石后患者病情平稳，住院22天排出混合性结石，以蛔虫残体为主，块状结石次之，总量可装1.5个青霉素小瓶。（详见文前结石照片3）

本例为农民工，有明确的胆道蛔虫病史；手术中胆道镜取石无法取干净，再加上两次行ERCP取石，造成奥迪括约肌丧失正常功能，引发胆道感染，导致胆管炎是情理之中的事情。

今后仍然存在这种风险，定期检查，预防性用药十分重要。

例5：武某，女，64岁。因胆石症于5年前行胆囊切除、胆总管探查术，其后2次进行ERCP取石，又多次因胆管炎在外院治疗；现因寒战发热、上腹及后背痛、恶心、呕吐1天于2012年3月13日入院。

查体：BP 130/90mmHg，P 120次/分，T 40.5℃，R 22次/分；表情痛苦，黄疸（+），两肺呼吸音粗糙，无干湿啰音；心律齐，无杂音；腹平坦，可见16cm手术瘢痕，上腹压痛明显；肌紧张（+），反跳痛（－），肝区叩痛（+），肠鸣音弱，移动性浊音（－），下肢无浮肿。

血常规：白细胞计数 19.8×10⁹/L，中性粒细胞占比 93.8%。

尿常规：胆红素（+），酮体（±），白细胞（+）。

肝功能：ALT 176.2U/L，AST 136.6U/L，ALP 194.8U/L，GGT 126.2U/L，TBIL 118.8μmol/L，DBTL 60.4μmol/L，IBIL 58.4μmol/L，ALB 30.1g/L。

彩超：肝内胆管明显扩张，肝总管扩张1.0cm，扩张的肝外胆道可探及絮状物，无声影，胆总管中上段扩张1.6cm，下段显示不清，主胰管不扩张。

诊断：急性重症胆管炎；胆囊切除术后。

按热毒炽盛型胆石症常规治疗。

入院3小时之内腹胀、腹痛、恶心、呕吐全部消失，生命体征逐渐平稳；服药6小时开始排稀便，搜集到粟粒样胆色素结石数枚；第2天搜集到少量小片状蛔虫残体，有食欲，进稀粥；体温波动在37.3~38℃，排石量略增加，最大结石0.3cm×0.2cm（详见文前结石照片4）。

3月18日血常规：白细胞计数$12.6×10^9$/L，中性粒细胞占比78.4%；肝功能ALT 80.6U/L，ALP 74.4U/L，GGT 78.8U/L，TBIL 86.4μmol/L，DBTL 52.6μmol/L，IBIL 33.8μmol/L，ALB 30.1g/L。彩超：肝内胆管轻度扩张，胆总管中上段内径1.4cm，内探及0.5cm×0.5cm、0.4cm×0.3cm强回声，后伴声影，下段显示不清。

3月20日晚8时，T 38.2℃，上腹、后背疼痛，腹胀。彩超：肝内胆管明显扩张，胆总管中上段扩张1.5cm，内探及2.5cm×0.8cm强回声，后方声影不明显。

考虑患者胆总管末端狭窄，目前大量结石从肝内胆管排出堆积，可加重胆总管梗阻。建议患者转院再行ERCP取石，患者拒绝转院，要求保守治疗，继续观察治疗3天，虽病情无明显加重，但排石效果不理想，于2012年3月25日在301医院行ERCP取石治疗并置支架扩张胆总管。

七、75 岁以上老年性胆石症病例

例 1：贺某，女，89 岁。因突发上腹疼痛、恶心、呕吐、发热于 2012 年 5 月 18 日住某三甲医院。诊断为：胆囊结石、急性胆囊炎；胆总管结石梗阻性黄疸；肝内胆管结石、肝内胆管重度扩张；肝内外胆管炎；冠心病心功能 3 级。患者年老体弱、多病，属极高危患者，手术方法治疗风险极高，经 10 天保守治疗，病情逐渐恶化，10 余天内未进食水，被告知预后不佳，自动出院。于 2012 年 5 月 28 日 10 时来我院就诊。

查体：BP 160/100mmHg，P 108 次/分，R 22 次/分，T 38.3℃。患者鼻置减压管，呼吸困难，口唇发绀，喉有痰鸣，端坐呼吸，精神萎靡，巩膜黄染，颈静脉怒张，双肺可闻干湿啰音，肺底可闻水泡音；心界大，心界于左锁骨中线外 1.0cm 处，心音低钝，心律不齐，偶有期前收缩，杂音不明显；腹有饱胀感，右上腹及腹正中压痛明显，肌紧张（ + ），反跳痛（ – ），墨菲征（ + ），肠鸣音弱，移动性浊音（ ± ），下肢浮肿（ + ）。

血常规：白细胞计数 11.2×10^9/L，中性粒细胞占比 88.9%，血红蛋白 102g/L。

尿常规：胆红素（ + ），酮体（ + ），潜血（ ++ ），蛋白（ + ），尿胆原（ + ），白细胞（ + ）。

肝功能：ALT 278.8U/L，AST 186.8U/L，ALP 284U/L，GGT 383.6U/L，TBIL 128.66μmol/L，DBTL 70.44μmol/L，IBIL 58.22μmol/L，ALB 31.5g/L，A/G 1.45。

彩超：胆囊大小 9.8cm×3.8cm，胆囊壁厚 0.6cm，胆汁混浊，腔内探及范围 2.2cm×1.8cm 强回声堆积，后伴声影，胆总管上段宽 1.8cm，内见 1.8cm×1.2cm 强回声堆积，中下段显示不清，肝内胆管广泛明显扩张，探及散在强回声，最大 1.0cm×0.6cm，后伴弱声影。

心电图：窦性心动过速；下壁、广泛前壁缺血。

胸片：双肺纹理增粗、紊乱，下野有散在小片状阴影，肺门阴影扩大、增浓，心影扩大，双侧胸腔有少量积液。

诊断：胆囊结石、急性胆囊炎；肝内胆管结石；胆总管结石；急性胆管炎；冠心病心功能 3 级；肺淤血、肺感染；胸腔积液；营养不良、低蛋白血症。

患者 89 岁高龄，体弱多病，心、肺、肝功能受损严重，不符合 ESWL 治疗条件，处置如下。

1. 中药

消炎利胆排石汤加味（党参 10g，白术 10g，黄芪 20g），每次 1/2 剂（250mL），2 次/日，早、晚经胃管各注入 1 次，50% 硫酸镁液 15mL，3 次/日，餐后 30 分钟口服。

2. 西药

①10% 葡萄糖注射液 250mL+VC 注射液 2.5g，2 次/日，静脉点滴；②0.9% 氯化钠注射液 150mL+注射用头孢西丁钠 2.0g，皮试（－），4 次/日，静脉点滴；③10% 葡萄糖注射液 250mL+银杏叶提取物注射液 20mL，1 次/日，静脉点滴；④0.9% 氯化钠注射液 250mL+冠心宁注射液 20mL，1 次/日，静脉点滴；⑤氯化钾缓释片 0.5g，3 次/日，口服；⑥20% 白蛋白注射液 50mL，1 次/日，

静脉点滴（共 2 支）；⑦肝氨注射液 250mL+10% 氯化钾 5mL，1 次/日，静脉点滴；⑧10% 葡萄糖注射液 20mL+毛花苷 C0.2mg，静脉推注；⑨地塞米松注射液 10mg、甘利欣注射液 30mL，分别加入①组中；⑩10% 葡萄糖注射液 20mL+呋塞米 20mg 静脉注射；⑪一级护理，心电监护，记录出入量等。

3. 饮食

禁食水。

经上述治疗 2 小时后，患者自觉腹胀、腹痛消失，呼吸平稳，18 次/分，发绀减轻，可以平卧入睡，四肢温暖，口渴，饮温水 50mL，无不适；双肺干湿啰音明显减少；心律齐，心率 82 次/分；上腹压痛（±），肌紧张（±）；下午 2 时，患者自述无明显不适，有食欲，饮米汤 100mL，无不适，1 小时后又饮米汤 100mL；下午 5 时拔掉留置 11 天的胃管，自行饮稀米粥 100mL；晚 8 时进食稀粥 200mL；夜间睡眠良好，排尿 2 次，约 700mL；大便 2 次，第 2 次稀便中搜集到泥沙样混合结石。24 小时总入量 3050mL，出量 3250mL，第 2 天早饭进半流食，病情稳定好转。

6 月 2 日，即住院第 4 天，上腹胀痛、恶心、呕吐症状复发。血常规、尿常规正常。肝功能：ALT 78.4U/L，AST 68.2U/L，GGT 118.4U/L，ALP 108.3U/L，TBIL 47.46μmol/L，DBTL 34.28μmol/L，IBIL 13.18μmol/L。心电图：窦性心律；下壁、前壁心肌缺血。彩超：胆囊大小 9.0cm×3.0cm，壁厚 0.4cm，胆汁透声良，腔内见多发强回声，大者 0.8cm×0.7cm，后伴声影，胆总管上段宽 1.6cm，内见 2.2cm×1.0cm 多块强回声堆积，后伴弱声影，肝内胆管未见扩张，探及散在强回声，大者 0.5cm×0.4cm，后伴弱声影。

综合分析病情：住院 4 天，心、肝、肺功能明显改善，生命体征平稳。

目前，患者出现排石痛，肝内胆管、胆囊内结石明显减少，而胆总管结石增多。当下急需对胆总管结石进行 ESWL 治疗，否则，随着胆囊、肝内胆管结石不断排出，会加重胆总管梗阻，导致病情进一步恶化。另外，考虑到患者年龄及基础疾病因素，若进行 ESWL 治疗，也存在一定风险，胆总管末段奥迪括约肌能否正常开放，也会对治疗效果产生影响。但家属强烈要求进行 ESWL 治疗。得益于家属及患者的积极配合，ESWL 治疗取得了非常好的效果，患者排出大量泥沙样及块状结石（详见文前结石照片 5），最大直径 1.2cm×0.9cm，住院 18 天，进行 ESWL 治疗两次，痊愈出院。

例 2：吕某，女，86 岁。因突发腹痛、恶心、呕吐、发热，于 2011 年 8 月 31 日住三甲级中医院，确诊为急性胆囊炎、胆囊结石，胆总管结石，冠心病、心功能 3 级。患者属极高危，不适合手术治疗，住院 6 天保守治疗，禁食水，病情逐渐加重，家属感到绝望，于 2011 年 9 月 6 日 12 时来院。

查体：BP 140/110mmHg，P 96 次/分，R 21 次/分，T 37.9℃，鼻置胃管，黄疸（±），两肺散在干湿啰音，心律齐，心率 96 次/分，无杂音；上腹饱满，右上腹及正中有明显压痛，肌紧张（+），反跳痛（−），墨菲征（+），肠鸣音弱，下肢无浮肿。

血常规：白细胞计数 $14.8×10^9$/L，中性粒细胞占比 91.2%。

尿常规：胆红素（±），酮体（±），尿蛋白（+），尿胆原（−）。

肝功能：ALT 264.8U/L，AST 166.8U/L，ALP 206.8U/L，

GGT 304.8U/L，TBIL 58.42μmol/L，DBTL 36.20μmol/L，IBIL 22.22μmol/L。

彩超：胆囊大小 9.6cm×4.0cm，胆囊壁厚 0.5cm，腔内探及范围 1.8cm×1.6cm 强回声堆积，后伴声影，胆汁透声欠佳，胆总管上段宽 1.6cm，内探及 1.5cm×1.0cm 强回声堆积，后伴声影，中下段显示不清，肝内胆管扩张不明显。

心电图：窦性心律，下壁心肌缺血。

胸片提示双肺纹理增强，肺门阴影增浓，心界正常。

诊断：急性胆囊炎、胆囊结石；胆总管结石梗阻；冠心病、心功能 3 级。

中西医结合治疗，处置如下。

1. 中药

消炎利胆排石汤加味，每次 1/2 剂，2 次/日，早、晚胃管注入。

2. 西药

①10% 葡萄糖注射液 250mL+VC 注射液 2.5g+甘利欣注射液 30mL，2 次/日，静脉点滴；②0.9% 氯化钠注射液 250mL+注射用氨曲南 1.0g，2 次/日，静脉点滴；③10% 葡萄糖注射液 250mL+银杏叶提取物注射液 20mL，1 次/日，静脉点滴；④0.9% 氯化钠注射液 250mL+冠心宁注射液 20mL，1 次/日，静脉点滴；⑤肝氨注射液 250mL+10% 氯化钾 5mL，1 次/日，静脉点滴；⑥氯化钾缓释片 0.5g，3 次/日，口服；⑦50% 硫酸镁液 15mL，3 次/日，餐后 15 分钟口服。

3. 禁食水，一级护理

上述治疗 2 小时后患者自觉腹部胀痛症状消失，无恶心，自行拔掉胃管，主动饮水，嘱饮温水 50mL，无不适；夜间 9 时自饮米汤 200mL，夜间饥饿难忍；排尿 3 次，尿量 930mL；排便 3 次，2 次稀便中均搜集到泥沙样混合性结石；早餐自食米粥 300g，咸鸡蛋 1 个，餐后 1 小时自觉腹胀、腹痛加重，恶心，呕吐；彩超：胆囊大小 7.8cm×3.0cm，腔内探及多块强回声，后伴声影，随体位移动，大者 0.7cm×0.4cm，胆总管上段宽 1.2cm，内见 0.7cm×0.4cm 强回声，伴声影。心电图：窦性心律，下壁心肌缺血。

综合分析病情：考虑胆石症明显减轻，目前腹部症状与进食过多、食物不易消化有关；随即予以上腹部热敷，上脘、足三里穴位注射 654-2 注射液 10mg，症状逐渐缓解，病情稳定。住院 8 天，血常规正常，肝功能恢复正常。彩超：胆囊内探及 2 个强回声，大小分别为 0.4cm×0.3cm、0.3cm×0.3cm，后伴声影，胆囊壁厚 0.3cm。

余无异常，痊愈出院。

本例教训：必须严格把握恢复初期饮食，面对病情复发，必须认真鉴别是否因胆石症加重。

例 3： 于某，男，79 岁。因突发右上腹及后背疼痛、恶心、呕吐 2 小时，于 2011 年 3 月 22 日上午来院。

查体：BP 150/100mmHg，P 96 次/分，R 20 次/分，T 38.5℃；表情痛苦，消瘦、无黄疸；双肺呼吸音粗，无干湿啰音，心界不大，律整，心率 96 次/分，无杂音，上腹饱满，正中见 15cm 瘢痕，腹正中部压痛明显，肌紧张（+），反跳痛（-），墨菲征（+），肠鸣音弱，下肢无浮肿。

血常规：白细胞计数 $13.8 \times 10^9/L$，中性粒细胞占比 88.92%。

尿常规：白细胞（++），余正常。

肝功能：正常范围。

彩超：胆囊大小 9.8cm×3.8cm，腔内见多块强回声光团，最大范围 2.1cm×1.2cm，位于胆囊颈部，后伴声影，胆总管上段宽 1.4cm，内探及 1.6cm×0.9cm 强回声堆积，后伴声影，肝内胆管轻度扩张。

胸片：双肺纹理增粗，肺门阴影增重，右胸膜肥厚，心影正常。心电图：下壁心肌缺血。

诊断：急性胆囊炎、胆囊结石；胆总管结石；陈旧性胸膜炎。

按湿热型胆石症治疗。

1. 中药

消炎利胆排石汤每次 1/2 剂，2 次/日，早、晚餐前 30 分钟温服；50% 硫酸镁溶液 15mL，3 次/日，餐后 15 分钟口服。

2. 西药

①基本方常规应用；②抗生素用注射用头孢西丁钠 2.0g，皮试（－），2 次/日，静脉点滴；③加用 4567 液 3 份共 720mL，静脉点滴。

3. 禁食水，一级护理

上述治疗用药 3 小时内腹痛、背部痛、恶心、呕吐症状消失，下午 5 时开始进食半流食，夜间安静入睡，排尿 3 次，尿量 1100mL，排便 2 次，均搜集到泥沙样黄褐色结石。第 2 天早饭后 9 时许，腹痛再次发作，持续 2 小时不缓解，无发热。查体：双肺呼吸音粗，少许干啰音，心律齐，心率 88 次/分；右上腹有轻度压痛，无肌紧张，墨菲征（－），肠鸣音亢进，可闻及气过水音；彩超：胆囊大小 8.1cm×2.8cm，腔内见强回声，范围 1.2cm×0.9cm，胆总管上段宽 1.2cm，内见 1.1cm×0.7cm 强回声，后伴声影，肝内胆管不扩张。由于患者有胃大部切除病史，有发生粘连性肠梗阻的可能。处置：禁食；胃肠减压；止痛；胃管注香油 50mL。患者症状略缓解。中午 12 时患者开始频繁咳嗽、咳黏液及泡沫样痰，听诊两肺有散在较密集干湿啰音。考虑为急性左心衰竭、肺水肿，做相应处置后，病情逐渐缓解。

但是，治疗工作出现了新困难。一方面，患者肠梗阻需禁食水；另一方面，急性肺水肿又需严格限制静脉输液量及速度。综合分析，决定以血浆 400mL 缓慢静脉点滴，同时注意应用强心剂，以提升心脏功能。经 8 小时的处置及严密观察，患者终于渡过了急性左心衰竭和粘连性肠梗阻两道难关。住院 15 天，患者痊愈出院。

本例有两点当引以为戒：

1. 24 小时入量不足 3000mL，速度不超 70 滴/分，却出现了肺水肿，说明高龄老人心肺代偿能力较差，再加上疼痛刺激，导致心脏负担加重，出现左心衰竭、肺水肿。

2. 当出现上腹疼痛、恶心、呕吐等症状时一定要注意鉴别，有理有据，及时做出正确诊断，避免从印象出发先入为主，造成贻误病情。

例 4：李某，女，89 岁（离休干部）。患胆囊结石、胆囊炎 3 年，间断夜间突发上腹疼痛、恶心、呕吐，对症处理后缓解。

近 2 个月发作频繁，症状加重，伴夜间憋醒，于外院住院 10 天症状加重，现不能入睡及进食。2013 年 7 月 11 日来院。

查体：BP 170/75mmHg，P 96 次/分，R 22 次/分，T 36.5℃；呼吸困难、口唇发绀，颜面浮肿（±），颈静脉怒张（＋）；双肺有散在干湿啰音，肺底尤著；心界向左扩大 1.0cm，心律不齐，偶有期前收缩，心率 95 次/分，二尖瓣区可闻 2~3 级收缩期杂音，腹胀满，右上腹及正中有压痛，肌紧张（±），包块（－），反跳痛（－），墨菲征（＋），肝脾不大，肠鸣音弱，双下肢浮肿（＋）。

血常规：中性粒细胞占比 89.8%，血红蛋白 105g/L。

尿常规：蛋白（＋）、白细胞（＋＋）。

肝功能：ALT 68.6U/L，GGT 126.4U/L，余正常。

心电图：窦性心律；偶发室性早搏；下壁、前壁心肌缺血。

胸片：双肺门阴影增重扩大，两肺纹理增强、紊乱，心影轻度增大。

彩超：胆囊大小 7.0cm×2.5cm，壁厚 0.5cm，探及 3.5cm×1.8cm 弧形强回声，后伴声影，随体位移动，胆汁透声差，胆总管内径正常。

超声心动图：左室增大，二尖瓣、三尖瓣出现少量反流，左室舒张功能减低。

诊断：胆囊结石；慢性胆囊炎；高血压 3 级；冠心病心功能 3 级；左心衰竭。

按肝郁气滞型胆石症、高血压、冠心病、心功能不全、左心衰竭采取综合措施治疗。

入院 1 小时内病情逐渐平稳，呼吸平稳，发绀减轻，气管分泌物明显减少，平卧入睡。6 小时后开始排稀便，搜集到泥沙样混合结石，中午开始进半流食，晚饭进少量脂餐，无任何不适，夜间进食麦片约 150mL。第 2 天清晨患者在家属陪护下私自行走 700 多米去海边观海，被接回后病情仍稳定。住院 5 天，排出大量含蛔虫残体的结石及泥沙样胆色素性结石。

7 月 15 日彩超：胆囊大小 6.4cm×2.2cm，胆囊壁 0.3cm，内探及散在多枚强回声，后伴声影，最大者 0.8cm×0.5cm，胆汁透声佳。无任何不适症状，患者自认为已经康复，办理出院。继续口服疏肝利胆排石汤 10 剂，每次 1/2 剂，每日早、晚各服 1 次。

本例患者已 89 岁高龄，受胆石症困扰 2 个月，寝食不安，经住院治疗 10 天，心功能并没得到改善，反而出现左心衰竭。而当胆石症得到有效控制后，生活质量全面改善，心脏功能迅速恢复，患者重获健康。

例 5：孙某，男，88 岁。患胆囊结石，胆囊切除 5 年，行心脏冠脉支架术 3 年，4 个月前行 ERCP 取石，现因突发寒战、高热（T 39.8℃）、腹胀痛于 2014 年 5 月 30 日入院，以肝内外胆管结石、胆总管结石、化脓性胆管炎、高血压 3 级、冠心病陈旧性下壁心梗、冠脉支架术后、2 型糖尿病、糖尿病肾病、肾功能不全、胆囊切除术后入院。

查体：BP 170/70mmHg，P 56 次/分，R 22 次/分，T 38.1℃；四肢末梢发凉，精神萎靡，黄疸（-）；双肺呼吸音粗糙，肺底有散在干湿啰音，心界不大，心律齐，心率 56 次/分，无杂音；腹饱满，上腹正中部有压痛，无肌紧张，反跳痛（-），肝区叩痛（+），肝脾未触及，肠鸣音弱，下肢浮肿（±）。

血常规：白细胞计数 $14.2 \times 10^9/L$，中性粒细胞占比 88.5%；血糖 7.2mmol/L。

肝功能：TBIL 20.26μmol/L，肌酐 173.1μmol/L。

肾功能：尿素氮 9.6μmol/L。

彩超：胆总管上段宽 1.6cm，探及 1.6cm × 0.9cm、1.1cm × 0.6cm 偏强回声，肝内胆管轻度扩张。

心电图：窦性心动过缓；Ⅰ度房室传导阻滞；陈旧性下壁心梗。

按上述诊断采取综合措施治疗，严密观察心、肺、肾功能，注意控制输液速度，把握出入量平衡及生理需要量，患者病情逐渐稳定，晚饭正常进食，夜间睡眠好，二便正常，排稀便 1 次，搜集到泥沙样混合性结石。

6 月 1 日，彩超提示胆总管上段宽 1.1cm，探及 1.4cm × 0.8cm 弱声影，食欲增加，早餐进食油煎鸡蛋 1 个、油条 1 根、牛奶 1 杯（约 300mL），午、晚餐均进食高脂餐，无任何不适感。

6 月 3 日晚 7：30 患者突发上腹胀痛难忍，恶心未吐。查体：BP 125/85mmHg，P 66 次/分，T 36.5℃，R 19 次/分，血氧饱和度 97%（脱氧状态下），上腹正中部有压痛。彩超：胆总管上段宽 1.5cm，内探及 1.2cm × 0.7cm、0.8cm × 0.6cm 弱声影。综合分析病情变化，考虑是排石痛，经穴位注射后缓解。以后又出现 2 次反复情况。

6 月 8 日患者排出一块 1.3cm × 0.7cm 黑褐色块状结石，排石量增多，没有出现病情反复。

6 月 13 日生化：尿素氮 9.0μmol/L，肌酐 168μmol/L；彩超：

胆总管上段宽 1.1cm，无异常回声，肝内胆管正常。

6 月 18 日办理转院，继续纠正肾功能。

本例患者 88 岁高龄，集多种慢性病于一身，肝内外胆管结石、胆总管结石、慢性胆管炎反复急性发作，成为威胁生命的主要矛盾。患者往往处于手术不能做、保守无良效的尴尬境地，中西医结合排石系列疗法可以帮助患者找回健康。

八、胆源性胰腺炎病例

例1：张某，女，58 岁。1 年前上腹突发疼痛、恶心、呕吐，伴低热，确诊为胆囊炎、胆石症，住外院治疗，好转出院。近一年来上述症状反复发作，2012 年 8 月 24 日夜急诊入院。

查体：巩膜黄染（＋），右上腹正中及左上腹均有压痛，无肌紧张、反跳痛。彩超：胆囊轮廓不清，囊内未见胆汁影像，胆总管上段宽 1.4cm，内探及多个强回声，大者 0.5cm×0.4cm，后伴声影，主胰管宽 0.4cm。

血常规：白细胞计数 $8.1cm \times 10^9/L$，中性粒细胞占比 77.1%，血红蛋白 136g/L，血小板 $219 \times 10^9/L$。

肝功能：ALT 261.7U/L，AST 223.2U/L，GGT 133.0U/L，TBIL 44.87μmol/L，DBTL 10.80μmol/L，IBIL 34.07μmol/L，血淀粉酶 868.3U/L（正常100U/L以下）；空腹血糖 9.8mmol/L，否认糖尿病病史。

诊断：慢性胆囊炎；胆囊萎缩；胆总管结石梗阻；胆道感染；胆源性胰腺炎。

按胆石症湿热型、胆源性胰腺炎常规治疗。

1. 中药

消炎利胆排石汤加味（增加活血化瘀功能），每次 1/2 剂，2 次/日，早、晚餐前 30 分钟温服，50% 硫酸镁溶液 15mL，3 次/日，餐后 15 分钟口服。

2. 西药

①5% 葡萄糖注射液 250mL+VC 注射液 2.5g，1 次/日，静脉点滴；②0.9% 氯化钠注射液 150mL+注射用头孢西丁钠 2.0g，皮试（－），3 次/日，静脉点滴；③5% 葡萄糖注射液 250mL+香丹注射液 20mL，1 次/日，静脉点滴；④0.9% 氯化钠注射液 100mL+泮托拉唑 40mg，2 次/日，静脉点滴；⑤普通胰岛素 6U，2 次/日，早、晚餐前 15 分钟皮下注射；⑥氯化钾缓释片 0.5g，3 次/日，口服。

3. 饮食

米汤或稀粥，酌定。

4. 注意事项

随时监测血糖，及时测血淀粉酶，彩超跟踪检查。

5. ESWL 治疗

对胆总管结石行 ESWL 治疗，以便加速排出，防止梗阻加重导致病情恶化（低能量碎石）。上述处置后，腹痛、发热、恶心、呕吐症状 2 小时内消失，入院不到 8 小时开始排石。8 月 26 日早 8 时（入院 32 小时）血淀粉酶 370U/L，空腹血糖 7.6mmol/L。8 月 28 日，血淀粉酶 121.3U/L，空腹血糖 5.65mmol/L，ALT 76.8U/L，GGT 198.8U/L，TBIL 16.65μmol/L。9 月 6 日，血淀粉酶 118.2U/L，其余化验指标正常；彩超：胆囊大小 3.8cm×1.9cm，胆总管上段宽 0.7cm。9 月 10 日，患者无任何不适，正常饮食，请求出院。

住院 13 天痊愈。

例 2：闫某，男，80 岁。2014 年 6 月 12 日夜突发上腹剧烈持续疼痛、恶寒战栗、呕吐 4 小时就诊，某三甲医院确诊：酒精性肝硬化失代偿期；胆囊结石；急性胆囊炎；胆总管结石；胆源性胰腺炎；低蛋白血症；肺内感染；胸、腹腔积液；2 型糖尿病；肝肾综合征。医院向家属交代：患者 80 岁高龄，同时患有多种慢性疾病，处于肝硬化失代偿期（20 年前有上消化道大出血病史），血小板低，血淀粉酶 1590U/L，属极高危患者；保守治疗尚无良策，手术抢救风险极大，预后极差。无奈之下，家属来我院求治，经我院会诊，确定当务之急仍是胆石症、胆总管结石梗阻、胆源性胰腺炎、胆道梗阻感染，若不立即解决梗阻，病情便无法控制，决定采用消炎利胆、活血化瘀、加强支持等综合疗法，纠正低蛋白血症，加大抗生素剂量，控制感染，注意心肺功能。

1. 中药

消炎利胆排石汤，每次 1/2 剂，2 次/日，餐前 30 分钟，早、晚温服；50% 硫酸镁溶液 15mL，3 次/日，餐后 15 分钟口服。

2. 西药

①5% 葡萄糖注射液 250mL+VC 注射液 2.5g，1 次/日，静脉点滴；②0.9% 氯化钠注射液 150mL+注射用头孢西丁钠 2.0g，皮试（－），4 次/日，静脉点滴；③5% 葡萄糖注射液 250mL+银杏叶提取物注射液 20mL，1 次/日，静脉点滴；④0.9% 氯化钠注射液 250mL+冠心宁注射液 20mL，1 次/日，静脉点滴；⑤20% 白蛋白 50mL，1 次/日，静脉点滴（共 5 天）；⑥肝氨注射液 250mL+10%

氯化钾 5mL，1 次/日，静脉点滴；⑦氯化钾缓释片 0.5g，3 次/日，口服；⑧普通胰岛素 6U，每日 2 次，早、晚餐前 30 分钟，皮下注射。视心、肺、肾功能酌情应用毛花苷 C、呋塞米等相关药物。

患者于 6 月 12 日 9：30 用药治疗，30 分钟后腹痛逐渐缓解，恶心、呕吐消失，体温逐渐下降，中午进食米汤 200mL，入院 6 小时 30 分开始排稀便，搜集到泥沙样及颗粒状混合性结石，晚餐进食 300mL 米粥，夜里体温正常，排稀便 3 次，均有结石排出，夜间进食麦片 1 袋，约 100g。

6 月 13 日 8 时查体：黄疸明显消退，上腹有轻压痛，测血白细胞计数 12.3×10^9/L，血淀粉酶 48U/L，空腹血糖正常，ALT、AST、GGT、TBIL 等各项指标均明显降低。

6 月 17 日，入院第 6 天，彩超：胆囊大小 6.2cm×2.2cm，胆囊内可见多块强回声，后伴声影，最大 1.2cm×0.8cm，胆总管内径 0.8cm，无异常回声（5 天前扩张 1.6cm），肝门静脉增宽明显，肝实质回声不均，似有结节改变，胸、腹水明显减少。

6 月 23 日，全身浮肿消失，血常规、血糖正常，肝功能 GGT 124U/L，余正常，胸腹水消失，彩超：胆囊大小正常，胆囊壁 0.3cm，胆囊腔内见多块强回声，后伴声影，可移动，胆汁透声好，住院 11 天痊愈出院。

例 3：薛某，女，55 岁。胆石症、胆囊切除、胆总管探查术后 3 年，其间做过 ERCP 取石，近 2 周腹痛加重，某三甲医院确诊为肝内胆管结石、胆总管结石、胆源性胰腺炎。患者拒绝再手术，于 2014 年 2 月 15 日来院。

查体：生命体征平稳，身体消瘦，面色晦暗，心肺听诊正常，腹略饱满，上腹部压痛（＋），肌紧张（±），无反跳痛。外院 CT：胆总管结石，合并肝内外胆管、胆总管扩张。彩超：胆囊缺失，肝内外胆管扩张，胆总管中上段扩张，内径 1.3cm。

血常规：白细胞计数 10.14×10^9/L，中性粒细胞占比 85.1%，血红蛋白 180g/L，空腹血糖 7.5mmol/L，脂肪酶 62.64U/L，血淀粉酶 112.2U/L。

肝功能：ALP 171U/L，GGT 275.6U/L，TBIL 26.93μmol/L，DBTL 7.82μmol/L，IBIL 19.11μmol/L，白/球比值 1.12（下降）。

按胆源性胰腺炎常规治疗。

1. 中药

消炎利胆排石汤加味（党参 10g，白术 10g，黄芪 20g），每次 1/2 剂，2 次/日，早、晚餐前 30 分钟温服；50% 硫酸镁液 15mL，3 次/日，餐后 15 分钟口服。

2. 西药

①5% 葡萄糖注射液 250mL+VC 注射液 2.5g；②0.9% 氯化钠注射液 250mL+注射用氨曲南 1.5g；③5% 葡萄糖注射液 250mL+银杏叶提取物注射液 20mL；④0.9% 氯化钠注射液 250mL+冠心宁注射液 20mL；⑤5% 葡萄糖注射液 250mL+注射用泮托拉唑钠 80mg；⑥肝氨注射液 250mL+10% 氯化钾 5mL，以上每组均 1 次/日，静脉点滴；⑦氯化钾缓释片 0.5g，3 次/日，口服。

3. 饮食

半流食。

4. ESWL 治疗

ESWL 治疗可促进胆总管中、上段结石尽快排出，解除梗阻。

治疗后腹痛减轻，食欲增加，每天排稀便 3~4 次，搜集到少量泥沙样胆色素性结石，病情较稳定。2 月 20 日下午，患者上腹部疼痛加重，持续性腹痛，伴有恶心、呕吐。彩超：胆总管中上段扩张 1.6cm，中下段宽 1.0cm。2 月 21 日肝功能：ALT 108.0U/L，AST 19.0U/L，ALP 224.9U/L，GGT 349.1U/L，TBIL 14.03μmol/L，血淀粉酶 257.2U/L。

病情分析：患者既往做过 ERCP 治疗，加上长期患有胆总管结石、慢性炎症，导致奥迪括约肌狭窄，影响其正常功能，结石排出难度加大，经治疗肝内胆管结石又有排出，导致胆总管出口结石堆积，梗阻加重，胆总管进一步增宽。

会诊意见：建议患者到上级医院再行 ERCP 取石，患者及家属要求继续保守治疗。中药改成化瘀利胆排石汤口服，配合胆俞、上脘、中脘、足三里等穴位注射（或 654-2 及红花注射液）；当日夜间 10 时腹痛明显减轻，恶心、呕吐症状消失；次日清晨 3 时排稀便，搜集到大小为 0.6cm×0.5cm 的块状结石及泥沙样结石；22 日血淀粉酶 82.3U/L；24 日血淀粉酶 65.7U/L。之后患者病情稳定，食欲增加，每日均能搜集到泥沙样及小颗粒状结石，冲击治疗 15 天，巩固治疗 15 天。3 月 17 日彩超：胆总管上段扩张 1.0cm，肝功能正常，空腹血糖 4.9mmol/L，血淀粉酶正常，病情稳定，出院。

例 4：李某，女，73 岁。3 年前曾患胆囊炎、胆石症、慢性胰腺炎在本院治愈，近 3 日上腹剧痛、恶心呕吐，血淀粉酶 3850U/L，于 2015 年 2 月 14 日 11 时入院。

查体：BP 150/100mmHg，P 90 次/分，R 20 次/分，无发热，表

情痛苦，黄疸（+），呈强迫体位，心肺听诊未见异常，腹饱满，上腹广泛压痛（+），肌紧张（+），反跳痛（-），墨菲征（+），肠鸣音弱。

彩超：胆囊大小 7.9cm×3.2cm，壁厚 0.4cm，腔内探及致密强回声堆积，范围 2.1cm×1.2cm，后伴声影，活动度不佳，胆总管中上段扩张 1.4cm，内见 1.0cm×0.9cm 弱声影，下段显示不清，肝内胆管轻度扩张，主胰管轻度扩张。

血常规：白细胞计数 $14.8×10^9$/L，中性粒细胞占比 91.4%。空腹血糖 8.8mmol/L。

肝功能：ALT 171.2U/L，AST 98.5U/L，ALP 198.2U/L，GGT 216.8U/L，TBIL 36.41μmol/L，DBTL 25.49μmol/L。

按胆源性胰腺炎常规治疗。用药 2 小时后患者腹痛、恶心呕吐症状逐渐减轻，6 小时后开始进食稀米粥，夜间排便 3 次，后 2 次稀便中搜集到粟粒状及泥沙样结石，夜间安静入睡，晨起进食米粥约 180mL。2 月 15 日，患者血淀粉酶 94U/L；彩超：胆囊大小 7.2cm×2.4cm，胆囊壁毛糙，厚 0.3cm，内探及多发强回声，大者 0.7cm×0.5cm，胆总管内径 0.7cm。患者住院 7 天病情一直稳定，化验相关指标正常，彩超：胆囊内散在强回声，大者 0.5cm×0.4cm；胆总管内径正常，遂主动出院。

例 5：徐某，男，54 岁。因上腹剧痛、恶心呕吐确诊为胆囊结石、胆源性胰腺炎，在三级医院反复住院 3 次治疗未愈，2 年来一直进食清淡半流食，于 2012 年 2 月 18 日以胆囊结石、胆源性胰腺炎收入我院。

查体：BP 110/90mmHg，P 72 次/分，T 36.8℃，R 18 次/分，

无黄疸，心肺听诊正常，腹平坦，右上腹正中及左上腹均有压痛，以右上腹尤著，肌紧张（－），反跳痛（－），墨菲征（－），肠鸣音弱。

血常规、尿常规正常。

肝功能：ALT 71.9U/L，AST 92.4U/L，ALP 58.2U/L，GGT 207.5U/L；血淀粉酶158U/L。

彩超：胆囊大小5.2cm×2.1cm，壁厚0.5cm，毛糙，腔内探及范围2.6cm×1.4cm强回声，后伴声影，移动度（＋），胆总管内径0.8cm，主胰管未见明显扩张。

按肝郁气滞型胆石症常规用药。住院当天患者中午进高脂餐，12小时内排泥沙样胆色素性结石，量不多。入院之后病情一直稳定，进食高脂餐后无任何不适，2月26日排出最大直径为0.8cm的结石；2月28日肝功能、血淀粉酶均正常；彩超：胆囊大小6.1cm×2.3cm，壁厚0.3cm，囊内探及多发强回声，范围1.4cm×1.0cm，最大1.0cm×0.5cm，移动度（＋）；3月6日行微创保胆手术治疗，取出大小不等、形状不一的结石12块，最大直径1.0cm，一期保胆，7天后痊愈出院。

九、胆囊结石充满型病例

例1：崔某，女，78岁。该患者1998年因结石充满而使胆囊功能丧失，当时彩超：胆囊轮廓不清，腔内无胆汁，本人拒绝手术切胆，请求药物排石，通过"中西医结合排石系列疗法"规范治疗30天，排出大量泥沙样、混合性结石，呈碎末状不规则颗粒（近 2 个青霉素小瓶，至今仍保留，详见文前结石照片 6），胆囊大小恢复正常，胆囊壁厚 3mm，胆汁透声良，腔内见 2.4cm×1.2cm 弧线强回声，后伴声影，14 年来每有上腹不适即服中药治疗，但胆囊腔内结石声影始终无明显变化，2012 年 6 月 10 日主动请求微创保胆取石手术治疗。住院后经常规检查，并采用"中西医结合排石系列疗法"观察治疗 3 天，判定肝内胆管无泥沙样结石，于 2012 年 6 月 14 日在全麻状态下进行微创保胆取石治疗，术中取出大小为 3.0cm×2.5cm 的含钙胆固醇结石 1 枚（详见文前结石照片 7）及较多壁间结石，并切除良性胆囊息肉 3 枚，大小分别为 0.6cm×0.5cm、0.5cm×0.4cm、0.5cm×0.3cm，术后 1 周出院，至今无复发。

　　本例为结石充满型胆囊，胆囊功能已经丧失，但是通过合理有效的规范治疗，患者的胆囊功能得到彻底恢复，终于实现了"清除结石，保住胆囊"的美好愿望。

　　例2：石某，女，38 岁，患胆囊结石 2 年，右上腹隐痛月余，于 2010 年 12 月 14 日来院，以胆囊结石充满型、胆囊炎入院。

　　查体：右上腹胆囊区压痛（＋）、墨菲征（＋）、肌紧张（±）、反跳痛（－），余无异常体征。

　　彩超：胆囊轮廓不清楚，似可见壁样结构，腔内充满致密点状强回声，后伴声影，胆总管宽 0.5cm；肝功能：ALT 334.2U/L，AST 110.2U/L，ALP 78.5U/L，GGT 78.5U/L，余正常。

　　按肝郁气滞型胆石症常规用药。

　　1. 中药

　　疏肝利胆排石汤，每次 1/2 剂，2 次/日，早、晚餐前 30 分钟温服；50% 硫酸镁溶液 15mL，3 次/日，餐后 15 分钟口服。

2. 西药

①5% 葡萄糖注射液 250mL+VC 注射液 2.5g+甘利欣 30mL，1 次/日，静脉点滴；②0.9% 氯化钠注射液 250mL+克林霉素注射液 1.2g，1 次/日，静脉点滴；③5% 葡萄糖注射液 250mL+银杏达莫注射液 20mL，1 次/日，静脉点滴；④0.9% 氯化钠注射液 250mL+香丹注射液 20mL，1 次/日，静脉点滴；⑤氯化钾缓释片 0.5g，3 次/日，口服。

治疗后第 2 天即开始排泥沙样胆色素性结石，腹痛症状消失。12 月 18 日查肝功能：ALT 103.2U/L，余各项均正常。入院以来患者每天进高脂餐，无任何不适，每日排稀便 3~4 次，均可搜集到泥沙样结石，但始终未见块状结石。分析原因，患者目前排出的多为肝内胆管结石，因胆囊功能尚在恢复中，还需严密观察，耐心等待。

12 月 19 日对胆囊颈部结石行 ESWL 治疗 1 次，观察疗效，发现碎石后排石量增多，但仍未见块状结石。12 月 24 日查肝功能，各项指标均正常。

12 月 28 日患者 24 小时排稀便 4 次，搜集到块状结石 4 块，此后每天排石量渐增，最大结石直径 1.0cm。

12 月 31 日彩超：胆囊大小 5.8cm×2.2cm，可见胆囊壁厚 0.3cm，腔内充满致密点状强回声，密度较前降低，最大可见 1.3cm×0.4cm 强回声，后伴声影，并随体位移动，腔内可见 1.0cm×0.7cm 范围的低回声区，胆总管内径 0.6cm。患者已住院 17 天，入院第 14 天随着胆囊功能逐渐恢复，排石量增加，目前彩超检查胆囊内已有胆汁影像，胆囊壁厚 0.3cm，可继续服中药排石治疗；必要时可进行保胆取石手术，清除结石，保住胆囊。

患者出院带化瘀利胆排石汤 15 剂，每次 1/2 剂，每日 2 次，口服；排便以每日 1~2 次为宜。

2011 年 1 月 20 日，患者在当地复查彩超：胆囊区未见胆囊影像，仅见 58mm×17mm 的弧形强光带，后伴大片浓黑声影，肝内胆管不扩张，胆总管内径正常。但患者自述服药期间排石量较多，为块状及泥沙样混合结石，嘱其再服中药 2 周（同方）。3 月 11 日，深圳市第二医院 CT 报告：肝内胆管及左右肝管未见扩张，胆囊不大，壁不厚，囊内可见结石。4 月 29 日，该院 MRI 报告：胆囊不大，壁增厚，其内见多枚大小不等，类似圆形的信号影，最大者约 1.5cm×1.9cm；肝内外胆管、胆总管、胰管未见扩张，嘱其在当地做保胆取石手术。患者于 2011 年 5 月 3 日从深圳市来院，各项指标完全符合手术标准，于 5 月 4 日下午进行微创保胆手术，术中取出 9 枚大小不等的结石，最大约 2.5cm×2.0cm（详见文前结石照片 8），一期保胆，术后 7 天痊愈出院。

例 3：苏某，女，65 岁，患胆囊结石 2 年余，右上腹及右后背疼痛经常发作，有时伴发热、恶心、呕吐，于 2011 年 3 月 12 日以胆囊炎、胆囊结石充满型入院。

查体：生命体征平稳，无黄疸；心肺听诊正常，腹部略饱满，右上腹压痛明显，肌紧张（＋），反跳痛（－），墨菲征（＋），余正常。

血常规：白细胞计数 11.2×10^9/L。

肝功能：ALT 198.2U/L，AST 154.2U/L，ALP 146.8U/L，TBIL 63.8μmol/L，DBTL 40.15μmol/L，IBIL 23.65μmol/L。

彩超：胆囊大小 9.6cm×3.4cm，轮廓模糊，腔内充满密集强回声，最大 1.6cm×0.8cm，后伴声影，胆囊壁厚 0.6cm，胆总管内径 1.0cm，肝内胆管正常。

患者因湿热型胆石症接受常规治疗 15 天，其间腹痛等症状迅速缓解，持续排出少量泥沙样胆色素性结石。3 月 26 日复查彩超，结果显示：胆囊轮廓清晰，胆囊壁厚度为 0.4cm，腔内布满强回声，其中最大结石达 1.2cm×0.9cm，胆总管内径 0.6cm；肝功能各项指标均恢复正常。鉴于患者胆囊炎症在近两年内反复发作，当前胆囊壁仍厚 0.4cm，胆囊炎症难以彻底控制，胆囊功能亦无法完全恢复，遂建议其继续服药治疗 1 个月，之后视情况决定是否施行保胆取石术。

患者出院后，持续服用化瘀利胆排石汤 1 个月，病情始终平稳，未出现急性发作。2011 年 5 月 14 日，患者前来医院，主动要求接受微创保胆手术治疗。当日复查彩超：胆囊大小为 5.1cm×2.5cm，胆囊壁不厚但略显毛糙，腔内充斥致密点状强回声，最大结石 0.7cm×0.5cm，后方伴声影，改变体位时结石移动不明显，胆总管内径 0.6cm。综合各项指标判断，患者已符合手术条件。2011 年 5 月 16 日，患者进行微创保胆取石手术治疗，术中取出 1.0cm×1.0cm 大小结石 11 枚及大量块状、颗粒样结石（详见文前结石照片 9），胆壁稍厚，一期保胆，术后 7 天痊愈出院。

例 4：马某，女，39 岁，患胆囊结石 7 年之久，反复出现上腹疼痛伴恶心呕吐，有时发热，此次发作 1 日来院。2012 年 10 月 10 日以胆囊炎、胆囊结石充满型入院。

查体：生命体征平稳，表情痛苦，黄疸（－），右上腹压痛明显，肌紧张（+），反跳痛（-），墨菲征（+），余无阳性体征。

血常规：白细胞计数 13.8×10^9/L。

肝功能：ALT 138.6U/L，余各项指标正常。

彩超：胆囊大小 5.8cm×2.2cm，壁毛糙，腔内充满强回声堆积；未探及胆汁影像，胆总管内径正常，肝内胆管正常。

按湿热型胆石症常规用药治疗，患者第 2 天腹痛等症状消失，搜集到泥沙样混合性结石。10 月 14 日，进行胆囊颈部结石碎石 1 次，排石量增加，可见块状结石，大者 0.6cm×0.5cm。10 月 17 日彩超：胆囊大小 6.4cm×2.2cm，壁毛糙，腔内充满强回声，较大者位于颈部，大小为 1.5cm×0.8cm，后伴声影；可探及少量胆汁影像；胆总管、肝内胆管均正常，肝功、血常规均正常。10 月 30 日，胆囊大小 4.3cm×1.2cm，壁毛糙，腔内探及 2.0cm×0.8cm 强回声，后伴声影，未探及胆汁影像，胆总管正常。当时患者对胆囊管已梗阻，只能切除胆囊深信不疑，完全丧失保胆取石的信心；经过认真分析，认为胆囊管存在结石的可能性很大，但是，患者无明显腹痛症状，彩超也没能探及结石声影，属不完全梗阻，所以建议患者再进行冲击治疗 3 天。经过 3 天冲击治疗，患者每日排稀便 5 次，排石量增多。

11 月 3 日彩超：胆囊大小 6.5cm×2.4cm，腔内探及多发强回声，较大者为 0.9cm×0.7cm，后伴声影，随体位移动明显，胆总管内径 0.8cm。11 月 3 日外院 CT 报告：胆囊不大，壁略增厚，内未见明显高密度灶，胆总管内径 1.1cm。

诊断意见：慢性胆囊炎，胆总管轻度扩张。其间患者出现月经失调、量多，暂时出院就诊于专科医院治疗妇科疾病。

2012 年 12 月 4 日，患者妇科疾病痊愈，再次入院，查彩超：胆囊大小 5.5cm×1.9cm，腔内多发强回声，较大者 0.7cm×0.5cm，后伴声影，有少量胆汁，胆总管内径 0.8cm，脂餐试验阳性，各项相关指标符合保胆手术要求。

12 月 5 日行微创保胆取石术，取出大小不等、形状不一的结石 19 块，最大 2.5cm×1.5cm，一期保胆成功。

例 5：张某，男，51 岁，因上腹部不适确诊为胆囊结石 10 个月，于 2012 年 11 月 7 日，以胆囊结石充满型入院。

查体：上腹部有压痛，无反跳痛，肌紧张（±），墨菲征（+），余无阳性体征。

血常规、尿常规、生化检查均正常。

彩超：胆囊大小 6.7cm×2.8cm，壁厚 0.5cm；腔内见范围 3.9cm×2.8cm 致密强回声堆积，后方伴声影，未探及胆汁影像，肝内外胆管、胆总管无异常。

按肝郁气滞型胆石症常规治疗 10 天，排出少量泥沙样胆色素结石。彩超：胆囊大小 6.2cm×2.5cm，壁毛糙，腔内探及范围 3.7cm×2.8cm 致密强回声堆积，后方伴声影，随体位改变可移动，可探及少量胆汁影像，胆总管内径 0.8cm，进行脂餐试验，餐后 1 小时胆囊大小 3.5cm×1.4cm，壁毛糙，囊内充满强回声，未探及胆汁影像，胆总管不扩张。患者保胆愿望强烈，经会诊，2012 年 11 月 19 日行微创保胆取石术，共取出 792 枚形状相似、大小相同、直径 3~4mm、类似珍珠样的黄褐色胆固醇结石（详见文前结石照片 10、11）；胆囊壁约 3mm，黏膜大致正常，一期保胆成功，术后 1 周出院。

十、微创保胆取石复发结石病例

例 1：张某，男，56 岁。因胆囊结石充满型、胆囊炎，于 2013 年 8 月在本院应用"中西医结合排石系列疗法"配合 ESWL 综合治疗 1 个月，胆囊炎症得到控制，排出大量结石，胆囊仍有数块直径 1.0cm 以上结石，于同年 11 月在北京某三甲医院行微创保胆取石治疗术后服牛磺熊去氧胆酸半年，2015 年 3 月复查彩超，发现胆囊结石复发，遂于 2015 年 3 月 8 日来院治疗。

彩超：胆囊大小正常，胆囊壁毛糙，腔内探及 0.6cm×0.4cm 强回声，后伴声影，胆囊内见一分隔，胆总管正常。

患者于门诊接受治疗，服用疏肝利胆排石汤，用药方案为每次半剂，每日 2 次，在早、晚餐前 30 分钟温服。服药期间，患者每天排便 1 次，粪便呈稀软状，但未收集到结石。服药 5 天后，即 3 月 13 日进行复查，彩超结果显示：胆囊大小处于正常范围，未探测到异常回声，胆囊壁略显毛糙。鉴于此，医生嘱咐患者继续服用中药 5 天。3 月 18 日再次复查，结果表明胆囊壁仅稍有毛糙迹象，其余未见异常。

该患者被诊断为胆囊腺肌症，此病症是导致微创保胆取石术后结石复发的关键因素。为有效预防结石复发，患者务必定期进行复查，并遵循医嘱预防性用药。

例 2：陈某，女，46 岁。因胆囊结石于 2012 年 5 月在本院行微创保胆取石术进行治疗，一期保胆痊愈出院。

2013 年 5 月体检发现胆囊结石复发，患者遂入院治疗。彩超：胆囊内探及 2 枚强回声，大小分别为 0.6cm×0.4cm、0.4cm×0.3cm，胆汁透声不良，余无阳性体征。

按肝郁气滞型胆石症常规用药 5 天，进行 ESWL 治疗 1 次，排出 1 块 0.5cm×0.4cm 大小结石及部分泥沙样结石；第 6 天复查彩超：胆囊壁毛糙，无异常回声；住院 5 天痊愈出院。

微创保胆取石术后，患者最好每年做胆囊彩超检查 1~2 次，发现异常情况，立即用药治疗。

例 3：陈某，男，45 岁。患者因胆囊息肉 3 年，于 2012 年8 月 12 日在本院行微创保胆、切除息肉术，术中切除大小0.6cm×0.5cm 的息肉，病理诊断为良性；当时发现胆囊壁胆固醇结晶 I 度，术后痊愈出院。嘱患者：①2 周后来院服中药，预防结石复发；②注意合理饮食，加强体育活动，适当减轻体重。患者痊愈后没按医嘱来院预防性用药。

手术后半年复查彩超：胆囊大小正常，胆囊壁毛糙，腔内探及 0.8cm×0.6cm 强回声，后伴声影，胆总管正常。2013 年 2 月25 日以胆囊结石入院。

经冲击治疗 10 天，ESWL 治疗 1 次，排出 3 枚块状结石，最大者 0.5cm×0.4cm，并排出部分胆固醇性泥沙样结石。3 月 8 日复查彩超：胆囊无异常所见。

该患者手术中已发现胆囊壁存在胆固醇结晶，并且患者体胖，很可能胆汁中的胆固醇处于过饱和状态。如果术前或术后能够注意调节与治疗，有可能避免微创保胆、切除息肉术后发生胆囊结石。

例 4：代某，男，43 岁。患者因急性胆囊炎、胆石症于 2012

年3月12日来院，经采用"中西医结合排石系列疗法"配合体外碎石综合治疗30天，胆囊急性炎症完全控制，排出大量结石；囊内仍有多块结石，大小1.4cm×0.9cm。2012年4月15日，在本院行微创保胆取石术，术前多方检查符合手术条件，特别是脂餐试验显示胆囊收缩功能正常。

手术过程中，共取出5枚块状结石，其中最大的结石尺寸为1.3cm×0.8cm，此外还有少量直径在0.4cm以下的结石。手术后期，发现胆囊管远端有一枚0.4cm的结石嵌顿，经过30多分钟的操作，成功将该结石取出。但在此过程中，胆囊管炎症水肿加剧，胆囊壁厚度约达0.5cm，呈现明显充血状态，结石表面附着少许脓苔。

患者手术后1周便康复出院。由于家在外地，患者未能按照医嘱在术后3周继续服用中药进行巩固治疗，而这一巩固治疗原本旨在彻底消除胆囊壁炎症，预防结石复发。果不其然，手术半年后复查彩超，发现胆囊结石复发。

2012年10月2日，患者再次来到本院住院治疗。彩超报告显示：胆囊大小正常，胆囊壁毛糙；胆囊腔内可探及大小为1.0cm×0.7cm的强回声，后方伴声影。患者接受了10天的冲击治疗，并进行了1次ESWL治疗。10月12日复查彩超，结果显示胆囊结石大小并无变化，患者最终自动放弃治疗出院。

分析此次结石复发，主要存在两大原因：其一，手术前胆囊的急性炎症未能得到彻底治愈；其二，手术后未能及时采取有效手段，彻底消除胆囊炎症。此外，胆囊炎性分泌物形成的复发结石支架韧性较强，致使ESWL治疗效果欠佳。这一系列教训值得我们深刻汲取。

例 5：杜某，男，24 岁。患者因胆囊结石充满型、胆囊炎症于 2012 年 3 月 18 日来院就诊。

查体：无力型体质，心肺正常，腹平软，上腹胆囊区有轻度压痛，无肌紧张，反跳痛（-），墨菲征（-）；各项相关化验检查指标正常；彩超：胆囊大小 12.8cm×2.4cm，腔内充满大小不一的强回声，后伴声影，大者 1.4cm×0.8cm，探及少量胆汁声影，胆囊壁厚 0.4cm，胆总管内径正常。

经综合分析，患者的胆囊属于无力型，先天性胆囊排空功能不良是引发此例胆石症的根本因素。鉴于此，保胆取石术后结石复发的概率较高，建议采取胆囊切除治疗方案。同时，患者胆囊壁存在慢性炎症，需先进行 2 周治疗，待炎症缓解后，方可考虑实施微创保胆手术。

该患者来自外省市，对于行微创保胆手术意愿极为强烈。经过 10 天的冲击治疗，并结合彩超、CT 等影像学检查，结果显示胆囊壁厚度约为 3mm。

2012 年 3 月 30 日，患者接受微创保胆取石手术。术中取出 48 块形状各异、大小不同的胆固醇混合结石，其中最大的结石尺寸为 1.2cm×0.9cm。患者胆囊呈细长形态，大小为 13.4cm×2.4cm，胆囊黏膜基本正常。手术顺利完成，成功实现一期保胆，患者术后 1 周出院。然而，术后半年患者在当地复查彩超时，发现胆囊内又出现数块结石声影。此病例再次证实，无力型胆囊因排空功能不佳，术后结石复发几乎难以避免。对于这类胆囊，不宜采取姑息态度，果断切除胆囊才是合理选择。

附 录

感 谢 信

来自大洋彼岸的感谢信

2018 年体检时，我查出胆囊有结晶，医生说这是胆结石的前期症状。到了 2019 年复查，结晶已发展成泥沙型胆结石。2021 年，情况进一步恶化，变成泥沙型充满型胆结石。2022 年 1 月的诊断结果显示：泥沙型、充满型胆结石，胆囊萎缩，胆囊壁增厚，同时伴有右上腹和背部疼痛。医生判定我的胆囊已完全丧失功能，后续甚至可能发生癌变，建议我尽快切除胆囊。

随后，我跑了上海的好几个专家门诊和专科医院，几位西医给出的结论一致：必须切除胆囊，且不能拖延，得马上手术，还警告我若不处理，极有可能发展成胆囊癌，风险极高。我又前往中医结石门诊，没想到中医表示这个病治疗难度大，可以尝试中药排石，但对于排石所需时间并无把握，若排石失败，同样建议切除胆囊。

胆囊不仅有浓缩储存胆汁的功能，还是一个免疫器官。不到万不得已，我实在不想切除它，而且切除后还有可能复发胆管结石，并非一劳永逸。在焦虑中，我不禁思索：难道就没有别的办法了？要是国内没有，国外呢？于是，我咨询了瑞士的保健医生，还查阅了美国的一些医学文献，得到的结论如出一辙：一旦患上泥沙型胆结石，发展到充满阶段，切除胆囊似乎成了唯一的选择。

就在翻阅中外医学文献和书籍时，我发现了中国中医药出版社出版的《三阶梯疗法治疗胆石症》这本书。封面上醒目的大字

"你知道不切除胆囊也能治疗胆结石的新方法吗？"一下子吸引了我。与其他中医书籍不同，这本书没有大篇幅阐述中医辨证理论，而是以大量病例为主要内容，详细记录了患者的诊断、治疗方案、用药处方、愈后情况等数据，更像是一本学术论文集。我立刻翻到泥沙型胆结石的治疗案例部分，惊喜地发现书中真的有保胆排石成功的案例，而且数量不少。这让我信心大增，感觉保住胆囊有了希望。

几经周折，我联系上了书中提及的秦皇岛宗氏医院的宗鹏医生。我把历年的检查报告发给宗医生，并通过电话和微信与他详细沟通病情。宗医生认为我发病时间不算长，年龄也相对较轻，很有希望恢复胆囊功能，实现保胆治疗。他专业且耐心地讲解治疗思路和方案，让我愈发心动，但心里还是有些顾虑。毕竟代表中国医疗领先水平的上海，代表欧洲医疗领先水平的瑞士，以及拥有先进医疗技术的美国，面对泥沙型胆结石都只有切除胆囊这一种办法，一个北方小城市真能治好我的病？带着疑问，我又拿着书中的治疗方法，包括体外碎石、中西药处方及可能存在的风险和副作用，与我的中医、西医医生们探讨。他们发现所有药物和治疗手段都较为常见，药品安全系数较高。经过反复讨论，我决定尝试一下，怀着忐忑的心情，踏上了前往秦皇岛的排石之旅。

到院后，宗医生仔细查看我的病例，告知我第二天一早进行碎石。他说如果碎石后结石能顺利排出，就表明胆囊的收缩功能开始恢复。碎石当天，我紧张极了，特别担心会疼痛，结果碎石过程完全没有痛感。碎石后进行输液和服用中药，下午2点左右结束治疗。医生叮嘱我要留意排便，看是否有结石排出。当天凌晨4点，我惊喜地发现有小石头排出，细如海滩上的细沙，还真是泥沙型的石头！从开始治疗到排出结石，仅仅过了18个小时！我满心欢喜，排石成功意味着胆囊功能尚存，保住胆囊有希望了，从这之后，我信心满满。

接下来的几天，每次排便都能收集到不少黑褐色小石头。第一个5天疗程结束后，第6天早上空腹做B超，竟然看到胆囊里有胆汁了！原本充满结石的胆囊有了些许空间，储存了一点胆汁，还能看到一颗0.8cm的大石头。第6天进行了第二次碎石，这次碎石后排石更多，除了黑色石头，还有许多黄色半透明小石头，我猜测可能是胆固醇结石。如今我已经治疗到第9天，满心期待第二个疗程结束后B超探查的胆囊情况，相信那时胆囊里的胆汁肯定比第一次更多，结石面积会更小。

我把自己的求医经历分享到朋友圈，没想到好几个被胆结石困扰的朋友纷纷前来询问，大家都在关注我的治疗结果，很多人觉得难以置信。我在美国的亲戚还特意来问我，是不是亲眼看到石头自己排出来的，生怕我上当受骗。

其实，除了胆结石，2018年我还查出患有肺癌和甲状腺癌，后来都通过手术切除了。在治疗肿瘤的过程中，我深刻体会到，现代以西方医学理论为主导的医学，很多治疗理念存在片面性和局限性。面对不少疾病，往往只能等病情恶化，恶化到无法控制时，就选择"一刀切"。

美籍华人夏某

2022年3月2日

上海律师的声音

我半年前在贵院住院接受治疗。回想起半年前，和许多入住贵院的患者一样，我被胆结石与慢性胆囊炎折磨了整整十年，其中充满型胆结石病史就有八年。这十年间，稍有饮食不慎，胆囊炎症便会发作，右上腹随之胀痛难忍，致使我不得不忌口诸多食物，长期下来，营养不良，身形愈发消瘦。这些病痛严重干扰了我的生活与工作。十年来，我跑遍了上海各大三甲医院，还奔赴杭州等地寻访名医，尝试过多种中西药物，可都未见明显疗效。胆囊逐渐萎缩，在检查影像里，外形也愈发模糊不清。各大医院给出的结论如出一辙："必须切除胆囊，否则极有可能恶化癌变。"

一次偶然，我读到宗氏医院医生撰写的《三阶梯疗法治疗胆石症》，仿佛在黑暗中看到了曙光，当下便决定前往宗氏医院就诊。仅仅经过十天治疗，我那病史长达十年且已萎缩的胆囊，竟奇迹般地有了恢复的迹象。家人得知这个消息，都满心欢喜，由衷感叹：中华有神术，秦皇岛有良医！

我身为法务工作者，多年来服务于国内外众多企业，其中不乏医疗相关企业；作为患者，十年来也四处求医，接触过国内外多家医院的医生。在贵院住院的二十天里，我通过细致观察、用心体会，发现贵院虽是一级民营医院，可医疗服务的体贴入微，处处洋溢着深具中华古风的人文关怀。而且，贵院采用中西医结合的药物治疗，搭配针灸、食疗、理疗等综合性的自然疗法，效果显著，堪称集中华自然疗法之大成。

尤其让我难忘的是，作为胆石症重症患者，我在住院期间得到了宗老院长的亲自会诊。他不仅仔细研读我过往的病史，还根据我的情况，精心制定了细致入微的治疗方案。出院时，那些能通过药物排出的结石已全部排出，回到上海后，我本打算通过保胆取石术取出残余的较大结石。可术前检查却发现，原本已经恢复形态的胆囊又出现了萎缩。宗老院长得知我的检查结果和症状后，立刻和各位医生一起分析了三种可能性，判断最大的可能是有一颗结石堵住了胆囊管口。随后，他克服重重困难，第一时间帮我联系了北京首钢医院的主任医师，让我及时接受了保胆取石手术。手术非常成功，事实也正如贵院所判断的那样，当时的症状正是结石淤堵所致。手术后，宗老院长、韩院长、宗鹏院长一直牵挂着我的术后恢复情况，还为我量身定制了为期五年的防复发方案，提醒我定期做B超检查。如今，半年过去了，我的胆囊功能已完全恢复正常，消化功能大幅提升，身心状态都有了明显的好转。

在上海的日子里，我时常回想起在宗氏医院的点点滴滴。记得宗老院长给我会诊时，我好奇地询问他这套独特诊疗方法的创新历程。他说，这是为了救治自己七十多岁、生命垂危的老母亲，日夜钻研尝试的成果。提及母亲含辛茹苦将自己养大，而自己却无以为报时，他眼中满是热泪，让人动容。他还说，自己已至耄耋之年，对世间别无所求，只希望集几代人心血的这套保胆取石医术，能惠及天下患者，造福大众。听到老院长那句"我这一生，对得起自己的良心"，我感慨万千，几次想说话，却又不知从何说起。还有韩院长和宗鹏院长，为了检测我的胆囊收缩情况，多次安排B超检查；做体外碎石时，为了达到最佳碎石效果，反复调整我的体位。韩院长自己腰间盘疼痛复发，却仍坚持为我做检查。宗鹏院长每日查房，总是面带笑容，鼓励每一位患者。还有宗晓梅老师、护士长以及各位护士，她们的服务细致周到。这正是"大医精诚"的生动写照。

身处全球化时代，作为中国人，我衷心希望祖国传承数千年的中医药文化能够持续发扬光大；作为患者，我热切期盼宗氏医院这样既传承中医精髓、又能创新发展，还饱含人文关怀的医院，能在祖国大地遍地开花；更期待贵院的三阶梯治疗胆石症疗法能在全国各地推广，造福更多百姓。

山海有情，救疾无价。宗氏医院以中医为主、西医为辅的创新技术，治愈了无数胆结石患者，让萎缩的胆囊重获生机，堪称医疗界的活"化"石；国家医药卫生部门在中医发展艰难的环境下，大力扶持民族医学精粹，无疑是医疗界的"及时雨"。在这新旧年交替之际，我特向贵院及相关部门致以最诚挚的感谢与敬意。

上海何某

2024 年 1 月 10 日

我 的 奇 遇

我叫武桂珍，今年 75 岁，是秦皇岛市山海关区的一名铁路退休职工。回首过往，20 年前，我因胆囊结石做了胆囊切除术；17 年前，又因胆总管结石、肝内胆管结石，在北京 301 医院接受了胆总管切开取石及经胆道镜肝内胆管取石手术；15 年前，我突发急性胆源性胰腺炎、胆管梗阻伴胆管炎，紧急在北京 301 医院通过 ERCP 取石；14 年前，再次因急性肝内胆管炎、胆管结石梗阻、黄疸，被山海关铁路医院的 120 救护车紧急送往北京 301 医院，又一次进行 ERCP 取石治疗，并放置了胆总管支架。那些年，我饱受病痛折磨，生命一度垂危，301 医院的专家甚至向我的家属表示，我的病情已经无法再通过手术治疗。

2011 年，旧病再度复发，我畏冷、发热，上腹胀痛，陷入走投无路的绝望境地。在这个时候，我来到了秦皇岛宗氏医院求医。在这里，通过服用中药和接受体外冲击波碎石技术治疗，效果立竿见影。入院不到 10 小时，我就开始排稀便，排出了大量泥沙样的黄褐色结石，其中最大直径达 0.8cm。腹胀腹痛的症状瞬间消失，体温在不到 24 小时内完全恢复正常。原本无法进食的我，食欲大增，不到 48 小时就能正常饮食，甚至可以吃高脂餐。肝功能各项指标以血常规、尿常规，在一周内也完全恢复正常。治疗效果惊人，令人难以置信。经过 20 天的精心治疗，我的体重从 92 斤增加到了 100 斤。

这次治疗，没有麻醉手术的风险，也没有痛苦和手术后遗症，我感觉自己像是捡回了一条命。从那以后，我按照医嘱，每年定期来院接受两周的中西医结合排石疗法治疗。14年过去了，我再也没有被肝内胆管炎引发的畏冷、发热、腹胀、腹痛等症状困扰。如今，尽管已经75岁高龄，我依然能够正常操持家务，还能在田园里亲手种植无农药、无化肥的绿色蔬菜。每每想到这些，我内心都激动不已。

在这里，我要特别感谢宗氏医院的全体医护人员，尤其要感谢韩院长、宗院长、宗晓梅主治医师。是你们把我从病痛的深渊中解救出来，帮助我恢复了健康。14年的感激之情，汇成一句话：愿中西医结合排石疗法不断发扬光大，造福更多患者！

河北秦皇岛武某

2024年6月6日

五次手术后的新生

　　我叫兰树艳，今年45岁，在过去28年里，一直被胆石病折磨得苦不堪言，先后经历了五次大手术。1992年，因胆囊结石，我在承德医学院附属医院接受了胆囊切除术；1996年，反流性胃炎引发胃溃疡，无奈之下，我切除了大部分胃组织；2013年和2014年，又因胆总管结石梗阻，接连两次做了胆总管切开取石手术。这四次大手术，每次都需全身麻醉，身体承受了难以想象的损伤与痛苦，也在我心里留下了永远的阴影。然而，磨难并未因这四次手术而终结。2016年，胆总管结石第三次复发，我在北京307医院接受了ERCP治疗。可惜，即便历经五次外科手术，病魔依旧紧紧纠缠着我。2020年5月，我在承德市平泉县医院被确诊为肝内胆管结石、胆总管结石，还伴有胆管炎。突如其来的畏冷、发热、寒战不断袭来，我几乎精神崩溃。看着腹部那一道道因五次手术留下的瘢痕，我甚至一度想以结束生命的方式摆脱病魔。

　　就在我走投无路之际，从病友那里得知，秦皇岛宗氏医院有独特的治疗方法。起初，我半信半疑，像我这种连大医院都束手无策、堪称当今世界医学难题的病证，一家民营小医院真能治好？但为了自己，为了家庭，为了活下去，我还是抱着试试看的心态，来到了河北省秦皇岛市海港区东港路69号的秦皇岛宗氏医院。一进医院大厅，看到墙上悬挂的一面面锦旗、患者们写的真实感人的感谢信，还有陈列的各种各样的结石标本，我心中似乎燃起了一丝治愈的希望。

在这里，韩月辉院长、宗鹏副院长，以及杨志田、宗晓梅主治医师和助理医师王俐力，每个人都认真负责，技术娴熟地为我诊治，还耐心地与我交流沟通。当看到许多和我一样来自外地的胆结石患者，亲自把排出的结石展示在我面前时，我大为震惊。在宗氏医院，我没有手术，没有开刀，没有任何痛苦，甚至还吃着油煎鸡蛋、啃着酱猪手，就轻轻松松排出了肝内胆管、胆总管里的结石。要知道，吃煎蛋、猪蹄对我来说，可是十八年来想都不敢想的奢望，以前只要吃了，身体就遭罪。

经过半个月的精心治疗，我彻底排出了结石，重获健康。让我惊喜的是，我爱人患有的肝内胆管结石，在宗氏医院也没走任何弯路，同样被彻底治愈了，我们全家都十分高兴。在此，我要特别感谢秦皇岛宗氏医院的全体员工。

最后，我想特别强调两点：一是患有胆囊结石病，别轻易开刀切胆；二是万一手术后结石复发，秦皇岛宗氏医院可以进行专业的治疗。

辽宁凌源兰某

2020 年 9 月 8 日

萎缩的胆囊重焕生机

我叫靳小民，是一名来自深圳的公司职员。我满怀感恩，要诚挚感谢秦皇岛结石病研究院、国粹苑结石病门诊部的医护人员，是他们让我妻子已经失去功能的胆囊重焕生机，清除了胆囊内大量结石，帮我妻子摆脱了多年来的病痛折磨！

我妻子石英从数年前起，就常感觉腹部胀痛，尤其是进食油腻食物后，痛感加剧，还伴有恶心。到了2008年上半年，这种不适愈发严重。有一回晚上吃了火锅，她肝区疼痛难忍，接连呕吐，痛苦万分。经本地医院检查，确诊为胆囊萎缩、充满型胆囊结石。我们辗转本地及外地多家大医院，得到的建议如出一辙：切除胆囊。说实话，我和妻子都不愿接受这种治疗方案，毕竟妻子还年轻，切除人体一个器官，我们心里满是恐惧。

2008年5月的一天，我偶然在网上看到秦皇岛结石病研究院介绍的中西医结合、内外科结合专治结石病的信息。抱着试试看的心态，我们电话联系了宗鹏大夫。他答复说"有希望，但难度较大"，因为妻子的病情拖延太久，尤其是胆囊已经萎缩失去功能，给治疗增添了极大难度。由于路途遥远，经协商，秦皇岛结石病研究院先给我们寄来10天的中药，配合输液治疗。用药后，妻子就感觉疼痛减轻。接着又寄来10天的药量，服用完后，疼痛感完全消失，更令人欣喜的是，胆囊功能开始恢复，B超显示胆囊已有少量胆汁分泌。只是深圳到秦皇岛实在太远，加上工作繁忙，妻子不得不中断治疗。

时光飞逝，转眼到了2010年年底，妻子肝区再次不适，且症状越来越严重。和妻子商量后，我们下定决心，不顾路途遥远，前往秦皇岛进行治疗。2010年12月13日，我和妻子抵达秦皇岛。初到这里，秦皇岛的山水之美、人情之暖，都给我们留下深刻印象。我们在秦皇岛国粹苑专科门诊部受到了热情接待。经住院检查，妻子仍被确诊为胆囊萎缩、充满型胆结石，住院3天后，肝区疼痛消失，食欲也恢复正常。但住院10天仍未见排石，妻子有些灰心，甚至有了放弃治疗的念头。宗希凤老院长带领专家组为妻子会诊后，认为继续坚持治疗，定会出现奇迹。果然，第二天就有黑渣样结石排出，到第15天，结石连续排出，最大的一块大小为3mm×8mm。可由于我和妻子请假时间已到，无奈只能带药回深圳继续治疗。临行前，宗希凤老院长叮嘱我们：回去继续服药，若连续3天胆囊部位没有阵发性刺痛感，说明能排出的结石已排完；若有更大结石无法排出，可考虑采用保胆取石术清除结石。

此时，我和妻子除了感激，对治疗也充满信心！

回到深圳，妻子又服用了两个疗程的药。4月初，在当地医院做B超检查，结果显示胆汁分泌正常，胆囊功能完全恢复，不过胆囊内仍有1.5mm×1.9mm的结石。我们将B超结果电传给秦皇岛的宗希凤院长，宗院长判断已具备保胆取石术的条件。于是，我和妻子决定再次前往秦皇岛，接受保胆取石手术。宗院长还要求妻子在当地先做好相应检查，以缩短住院时间。这种贴心安排，让我们深深感动，充分体现了秦皇岛医务人员心系患者、以人为本的服务理念。

2011年5月3日凌晨，我和妻子石英赶到秦皇岛结石病研究院。当天完成术前准备，第二天下午就进行了保胆取石手术。手术由黄万成副院长亲自主刀（实际是腹部切口，通过胆道镜取石），过程非常顺利，从胆囊内取出 12 块结石，最大的一块达 30mm×18mm。术后第二天，妻子就能在搀扶下下床走动，第三天便能自行走动。今天是术后第六天，伤口基本愈合，已经可以出院了。

编辑同志，我和妻子石英今晚就要出院回深圳了。临行前，匆忙给您写这封信，一来是想感谢秦皇岛结石病研究院国粹苑结石门诊部，这家好医院、这些好大夫根治了我妻子石英的顽疾，挽救了她的胆囊，清除了结石，为我们全家幸福生活奠定了基础；二来希望您能广泛宣传一下。像我妻子这样患病的人不在少数，他们和我们当初一样，求医无门，饱受病痛折磨。他们太渴望早日摆脱病痛了！秦皇岛有如此医术精湛、服务热情的结石病专科门诊，是秦皇岛人的幸运，也希望能成为秦皇岛以外地区患者的福音！

深圳靳某

2011 年 5 月 10 日

一位副教授的磨难

我叫王耀萍，今年48岁。两年前，因患恶性乳腺癌接受了左侧乳腺切除手术，化疗不仅给我的身体带来了严重伤害，还在我心里留下了难以磨灭的阴影。没想到半年前体检时，又查出患有充满型胆囊结石，多家公立医院都建议我切除胆囊。2021年3月22日，我因右上腹剧烈疼痛，还伴有恶心呕吐症状，前往第一医院就诊，再次被诊断为充满型胆囊结石，且胆囊功能已完全丧失，医生明确表示胆囊必须切除。我担心胆囊切除后，不健康的饮食会导致消化不良，或者结石复发引发胆总管梗阻，进而可能需要再次手术，所以拒绝了切胆手术。然而专家却笃定地告诉我，胆囊根本保不住，难道我的下半生真的就没别的选择了吗？就在我满心迷茫之际，朋友向我推荐了秦皇岛宗氏医院，说那里治疗胆结石效果显著。

4月1日，我怀着忐忑的心情走进了这家民营医院。一进门，看到陈列的众多患者结石标本以及满墙的锦旗，我大为震撼。接待我的宗院长仔细研究了秦皇岛市第一人民医院的相关诊断报告后，坦诚地对我说："你胆囊结石充满，胆囊轮廓模糊，没有胆汁影像，结石造成梗阻，按照传统治疗方法只能切除胆囊。但我们医院的治疗宗旨是清除结石，保住胆囊，采用的是三阶梯综合疗法，包括中西医结合排石系列疗法、体外冲击波碎石，必要时会进行微创保胆取石手术。以你目前严重的病情，我们只能说有希望，但不能保证一定成功。先综合治疗观察十天，如果不排石，就说明胆囊功能已无法逆转，必须进行切胆手术，而且在治疗过程中，可能会因结石梗阻引发排石疼痛。"在我充分理解并认同胆石症治疗告知书后，宗氏医院的韩月辉院长、宗鹏副院长、杨志田主治医师开始为我精心治疗。幸运的是，治疗的第二天，我就排出了泥沙样结石，这让我对治愈疾病增添了信心。

4月4日，我的右上腹突然剧痛，黄疸也加重了。由于我是过敏体质，还有肿瘤病史，医院本着负责的态度，安排我到上级医院做了核磁共振检查。4月27日，军工医院的专家查看了我三天前在港口医院做的彩超报告，上面显示胆囊结石、胆总管结石扩张1.6cm。专家神色严肃地告诉我，再晚来一步可能会危及生命，必须马上住院，进行胆囊摘除和胆总管切开取石两项大手术。专家还斥责我，全市有那么多公立医院，为什么非要去私立医院，说私立医院就是为了骗钱。专家的这番话让我瞬间精神崩溃，六神无主。无奈之下，我沮丧地又来到第一人民医院，托人找到顶级专家，得到的结论依然是必须切除胆囊，专家还责怪我不遵医嘱，让我后果自负。那一刻，我彻底陷入绝望，大哭着给韩院长打电话。韩院长耐心地安慰我，和我一起回顾治疗过程：我原本是充满型胆囊结石，没有胆汁，经过26天的治疗，现在胆汁变得清澈，胆囊轮廓也清晰了，还排出了大量结石，这表明胆囊功能开始恢复，排石过程中出现胆总管梗阻是正常现象，也在我们的预料之中。虽然不能保证能完全排出所有结石、解除梗阻，但需要手术的概率不足1%。我们商量后，决定五一假期结束就去北京首钢医院做胆管取石手术。

就在我坚定信念继续治疗时，4月30日21时，奇迹发生了！我一次性排出了48块结石，最大的一块有1.0cm。5月1日晚上，又排出22块大块结石，5月2日下午，再次排出10块结石。一直到 5 月 4 日,我总共排出了 92 块结石。这个结果对我来说,完全出乎意料,我和家人、医生、病友们都沉浸在喜悦之中,我更是喜极而泣,感觉自己重获新生。5 月 5 日,港口医院的彩超报告显示:肝脏大小形态正常,实质回声细密增强,后方回声衰减,肝静脉显示欠清晰,门静脉主干内径正常。胆囊大小形态正常,壁毛糙,厚约 6mm,其内可见两个强回声,较大约 9mm×5mm,后方伴声影,胆总管上段宽约 4mm,胆管壁厚约 3mm,胆总管中下段显示不清。韩院长告诉我,目前我的胆囊功能已完全恢复正常,胆总管梗阻也彻底解除,胆囊里剩下的结石有可能自然排出,万一再次出现梗阻,我们再及时治疗。现在要坚持服用中药(加味养肝宁胆汤),每天做两次理疗,随时留意结石的变化,两周后再来复查。

在住院的一个多月里,我亲眼看到各地慕名而来的患者满意而归。作为一名曾经胆囊结石充满、胆囊功能完全丧失的患者,如今能奇迹般痊愈,我真切地感受到了宗氏医院高尚的求知求证精神和神奇的中医治疗效果。民营的秦皇岛宗氏医院开创的中西医结合三阶梯疗法,为胆石症治疗开辟了一条全新的道路。我打从心底感谢全体医护人员,尤其是韩院长和宗院长!同时,我也非常感谢党对民营办医政策的大力扶持。真心希望宗氏医院能立足港城,面向全国,帮助更多患者实现清除结石、保住胆囊的美好愿望,造福更多结石患者!

秦皇岛王某

2021 年 5 月 6 日

你们给了我第二次生命

我是一名 46 岁的军转干部，同时也是一名曾被胆石症折磨得几乎失去生命的患者。2012 年 3 月中旬，胆囊结石引发胆囊炎急性发作，我住进了秦皇岛某三甲医院。由于我不同意切除胆囊，保守治疗 10 天后，前往北京武警医院接受了微创保胆取石手术。手术过程较为顺利，出院回家 9 天后，却突然出现寒战、高热、重度黄疸以及腹胀痛等症状。无奈之下，我再次急诊入住秦皇岛市某三甲医院。

尽管医院积极治疗了 7 天，我的病情却急剧恶化。持续高热达 39.5℃以上，黄疸不断加深，恶心呕吐症状愈发严重，还伴有咳嗽、胸痛、腰痛，浑身疼痛难忍，无法进食。周身皮肤出现斑片状皮疹，尿量减少呈酱油色，大便不通，腹胀如鼓。医院给出的诊断结果如下：①急性重症化脓性胆管炎；②急性胆囊炎；③胆源性胰腺炎；④肺部感染，胸腔积液；⑤中毒性心肌炎；⑥肝肾综合征；⑦药物性皮炎；⑧微创保胆取石术后。

当时的化验结果显示：血白细胞计数 19.8×10^9/L，中性粒细胞占比 89%；总胆红素 429.5μmol/L，转氨酶 488.0U/L；尿糖 2+，尿胆素 3+，酮体 3+。彩超报告显示，胆囊大小 9.5cm×4.5cm，壁厚 0.5 厘米，胆汁浑浊，透声差，胆总管上段 1.0 厘米；两肺小片状影，胸腔有积液；心电图 PR 间期延长。彼时，我的病情已极度危重，三甲医院对此也束手无策，建议我转至北京原手术医院治疗。我深陷绝望，病情危急。

就在这时，经朋友推荐，我慕名来到了秦皇岛国粹苑结石专

科门诊部。接诊医生面对我的病情有些犹豫，宗希凤老院长参与
会诊后，向我和家属作出如下交代：①完全认同上述诊断结果；
②治疗的关键在于立即解除肝内胆管梗阻，排出肝内胆管结石，
控制感染；③防止各脏器损伤进一步加重；④防止发生剥脱性皮
炎。老院长表示，治疗难度极大，有希望但没十足把握，我属于
极高危重症患者。处理意见为：①立即动员转上级医院；②在本
人及家属知情并认可的情况下，观察治疗 4 小时，若无效则立即
转院。

　　听到老院长的这番话，我仿佛看到了一丝希望，当即决定
在门诊部观察治疗一晚。下午 4：30，我服下中药，不到晚上
7：00，便感觉到腹部有肠鸣音，腹胀开始减轻，上腹痛也有所
缓解。晚上 9：00 左右，我甚至有了食欲。不过，我没敢吃东
西，只是喝了点温水。入院治疗 12 小时后，症状明显好转，发
热减轻，体温降至 38℃以下，黄疸减退，我也开始能喝米粥了。
更令人惊喜的是，我排出了大量黄色泥沙样结石，这简直太神奇
了！我和家属都有些不敢相信眼前的事实，但真切看到了康复的
希望。

　　此后，我的症状一天比一天好转。一周后，转氨酶降至
203.0U/L，总胆红素降至 143.7μmol/L，尿常规、血常规基本正
常，食欲大增，能够正常进食高脂餐，像油煎鸡蛋、酱猪手等食
物都不在话下。两周后，总胆红素降至 22.8μmol/L，彩超显示胆
囊大小为 6.6cm×2.8cm，胆囊内有多个点状强回声漂浮。经过医
护人员 31 个日夜的悉心照料，我的各项指标终于恢复正常，顺
利康复出院。

此时此刻，千言万语都难以表达我内心的感激之情。是你们给了我第二次生命。衷心祝愿国粹苑全体医护工作者身体健康，愿中药排石技术发扬光大，为国争光，为民造福！

新疆吴某

2012 年 5 月 15 日

高龄老人得到康复

　　我们是两名年过花甲的退休干部，家中有一位 86 岁的高龄老人。20 世纪 70 年代，老人做了肺叶切除术；80 年代，又因酒精性肝硬化引发上消化道出血，经住院抢救脱离危险。此后，老人反复住院治疗，病情逐渐加重。

　　2019 年 8 月的一个夜晚，老人突然上腹部剧烈疼痛，还伴有恶心呕吐、寒战发热等症状。家人赶忙将老人送往东营市三甲医院住院。经过一系列检查，确诊患有酒精性肝硬化失代偿、胆囊结石、急性胆囊炎、胆总管结石、胆源性胰腺炎、低蛋白血症、肺内感染、胸腔积液、肝肾综合征等多种疾病。医生与我们详细沟通，告知我们老人年事已高、体弱多病，存在中度贫血、血小板低、低蛋白血症，肾功能也欠佳，血淀粉酶高达 1598u/L，不具备手术治疗条件，保守治疗也没有太好的办法，预后情况不佳，让我们做好心理准备。

　　在亲人心急如焚之际，朋友推荐了东营油田机关医院，称这里可采用中西医结合的保守治疗方法。我们抱着试试看的心态来到这家医院。结石科的陈主任介绍，他们科室引进了秦皇岛宗氏医院的三阶梯排石系列疗法，非手术治疗胆囊结石、胆总管结石效果显著，对胆源性胰腺炎的治疗往往能立竿见影。不过，鉴于老人基础性慢性疾病众多，属于极高危重症患者，治疗过程中有可能出现意外情况，但这已是唯一的希望。听了陈主任客观的分析与如实的介绍，我们看到了一丝希望，决定让老人住院治疗。

　　老人口服中药汤剂并同时进行输液治疗，半小时后，疼痛开始缓解，恶心呕吐等症状也得到了控制。大约三小时后，老人就能进食米汤了，晚饭时还喝了半碗米粥。第二天，老人的腹痛基本消失，令人震惊的是，血清淀粉酶一下子恢复到了正常水平，这简直堪称奇迹。仅仅住院治疗 10 天后复查，结果显示胆总管结石已排出，胆源性胰腺炎治愈，其他基础疾病也有所改善，老人饮食恢复正常。一家人欢欢喜喜地将老人接回了家。

这样一位被三甲医院判定为患有不治之症的老人，奇迹般地康复了。我们感谢东营机关医院结石科医护人员的悉心诊疗与精心护理，更感谢陈主任的精湛医术和负责精神，尤其要感谢秦皇岛宗氏医院的三阶梯疗法。衷心希望这种中西医结合的治疗方法能够发扬光大，拯救更多像我父亲这样的危重患者，造福社会。

山东东营闫某

2019 年 8 月 28 日

北疆之音

我是来自新疆昌吉市的患者家属，我的母亲今年 88 岁。三年前，母亲因胆囊结石突然晕厥，被 120 紧急送往乌鲁木齐二院的重症监护室。由于结石梗阻，老人陷入昏迷。然而，若要切除胆囊，需进行全身麻醉，可老人当时各项身体指标不达标，无法承受全麻手术，医生只能采取引流胆汁的办法缓解症状。但这种方式仅能维持半年左右，随着时间推移，导丝出现堵塞甚至脱落，胆汁无法正常排出，老人在胆囊结石的折磨下，茶不思饭不想，变得面黄肌瘦。

此后，我们多方打听，又将母亲送往乌鲁木齐的军区总医院，尝试通过 ERCP 取石。住院的十几天里，老人禁食禁水，24 小时不间断输液。手术结束后，主刀主任遗憾地告知我们，由于老人体质较弱，加上胆道存在畸形，胆囊口有一块大石头，无法通过 ERCP 手术取出。听到这个消息，我们全家人几乎陷入绝望。这颗胆囊结石已经把老人折腾得精疲力竭，我们也实在想不出更好的治疗办法了。

一次偶然的机会，我们听说秦皇岛宗氏医院可以通过中药实现保胆排石。当时，我们抱着"死马当作活马医"的心态，决定让老人尝试一下。宗医生与我们家属详细沟通后，为老人开了一个疗程的中药。考虑到老人年事已高、身体虚弱，无法长途跋涉前往千里之外的秦皇岛宗氏医院接受治疗，便安排老人在家服药，并在宗医生的指导下，于昌吉社区诊所进行输液辅助治疗。

令人难以置信的是，按照医嘱治疗一段时间后，母亲的结石竟然全部排干净了！神奇的宗氏医院就像给我 88 岁的母亲送上了一道"续命符"！

我们全家再次衷心感谢宗医生，感谢宗氏医院！我希望通过这封感谢信，能让更多结石患者知晓这家医院，免受病痛折磨，也祝愿这样的良心医院能够不断发展，造福更多人。

新疆昌吉王某

2023 年 12 月 1 日

一位半身不遂结石患者的心声

我是一名来自沈阳市的胆石症患者，自幼便被这病痛折磨得苦不堪言，疼痛发作时，常常感觉生不如死。1996年，我在沈阳202医院摘除了胆囊，本以为这样就能彻底痊愈，摆脱病痛。可没想到，十年后旧病复发，被诊断出胆管结石。无奈之下，我又在沈阳陆军医院接受了ERCP手术。时光匆匆，又是十年过去，我再次因胆石症手术，这次是在医大二院。然而，命运似乎并未放过我，2024年4月，我又查出肝胆管结石。在四处寻医问药的过程中，我来到了秦皇岛宗氏医院。在这里，我接受了体外冲击波碎石治疗，并服用了医院特有的中药。治疗效果十分显著，而且整个过程毫无痛苦。治疗期间，院长亲力亲为，悉心关注我的病情；输液时，护士长技术娴熟，一针到位，让我没有任何后顾之忧。医护人员的服务态度和蔼可亲，给我带来了极大的心理慰藉。在此，我想向全国饱受胆石症困扰的患者们，真诚地分享我的经历。如果你们也被此病纠缠，一定要来宗氏医院试试。这里能够保肝、保胆，去除顽石，帮助大家保住健康。我衷心地感谢宗氏医院的全体医护人员，是他们让我看到了康复的希望。

辽宁沈阳陈某

2024年4月15日

携手开辟中国特色胆石症治疗新道路

我是秦皇岛宗氏医院的创建人宗希凤，作为一名拥有56年党龄的老党员，同时也是一位从医60余年的副主任医师，我带领两代人投身胆石症研究，至今已走过41个春秋。我深刻认为，中国的医务工作者应当肩负起开辟中国特色胆石症治疗道路的重任。

一、关于必要性和可行性

（一）必要性

1. 胆石症是常见且多发的疾病，危害极大。目前，无论是西医还是中医，都尚未形成理想的治疗方法。

2. 西医现有的两种治疗方法均存在局限性。开展130多年的切胆手术，其六大弊端已成为医患共识；微创保胆取石手术也存在手术适应证不够宽泛及术后结石易复发这两大问题。外科手术治疗过程伴随着诸多风险、痛苦，术后常出现后遗症与并发症，因病返贫现象频发，且治疗费用高昂。

3. 纵观中医5000年的发展历程，至今在胆结石治疗方面，仍缺乏规范且有效的技术手段。

（二）可行性

1. 微创保胆取石技术的兴起，充分反映了医患双方期望取代切胆治疗的意愿，为胆石病治疗的探索树立了一面旗帜。

2. 2003年非典疫情（严重急性呼吸综合征）和2020年新型

冠状病毒感染疫情防控期间，中医药展现出强大的力量，让人们深刻认识到中医中药在人类抗击疑难疾病中的重要性。中西医结合已成为战胜各类疑难杂症的关键途径。

3. 经过几十年坚持不懈地研发中西医结合治疗胆石症技术，以及秦皇岛宗氏医院十五年来应用三阶梯疗法治疗胆石症的成功实践，初步证明了开辟中国式胆石症治疗新道路的可行性。

二、中国特色胆石症治疗道路的特点

1. 突出中国元素，以中医中药为主导攻克治疗难题。

2. 具备全新的治疗理念。

3. 形成创新的治疗理论。

4. 拥有创新的方剂与用药方式。

5. 采用创新的治疗方法。

6. 达成显著的治疗效果。

7. 充分发挥乡镇基层卫生人员的作用，将技术普及到基层，方便群众就近就医，减轻三级医院的医疗压力。

8. 最大程度降低患者治疗风险与痛苦，减少治疗费用，降低医保资金支出，减少外汇支出，显著降低治疗后遗症、并发症的发生率，减少因病返贫现象，提高患者生活质量。

9. 大幅降低切胆率，有效解决切胆和保胆术后结石复发的问题。

10. 彻底突破目前外科治疗中的难点——胆囊炎症难以治愈的困境。

三、三阶梯疗法治疗胆石症的成功实践

（一）三阶梯疗法的内涵

我们发明的三阶梯疗法涵盖中西医结合排石系列疗法、体外冲击波碎石治疗，以及以微创保胆取石为主、胆囊切除术为辅的外科手术治疗方法。

1. 第一阶梯治疗

第一阶梯治疗是运用自主研发的以中药为主、西药为辅的"中西医结合排石系列疗法"，对各类胆石症（包括胆囊结石、肝内外胆管结石、胆总管结石乃至胆源性胰腺炎）进行有效治疗。在体外冲击波碎石治疗的辅助下，可实现彻底排出肝内外胆管结石、胆总管结石、胆囊泥沙样结石的目标，并能彻底治愈胆囊急慢性炎症，恢复胆囊收缩功能。经过口服中药汤剂、静脉输入具有活血化瘀功效的中药制剂、合理应用抗生素，以及结合体外冲击波碎石综合治疗 10~15 天后，除胆总管结石直径>1.2cm、胆囊结石直径>0.6cm 的患者外，其他胆石症患者大多能够达到治愈效果。对于结石过大无法排出的患者，则需通过胆总管切开取石或微创保胆取石手术实现彻底治愈。该综合治疗具有两大优势：一是能使胆囊达到理想的手术治疗条件；二是微创保胆手术后通过积极预防，结石不易复发。"中西医结合排石系列疗法"以疏肝利胆、活血化瘀、消除炎症、恢复功能、冲洗胆道、清洗胆囊、清除胆垢、排出结石为理论基础，突出中药主导地位，通过创新方剂与用药来攻克治疗难题。

2. 第二阶梯治疗

第二阶梯治疗即体外冲击波碎石技术。第一、第二阶梯联合运用，能产生 1+1>2 的协同效果，堪称肝内胆管的"铁扫帚"、肝外胆管的"清道夫"，也是预防手术后结石复发的有效手段。

3. 第三阶梯治疗

第三阶梯治疗是以微创保胆取石手术为主、胆囊切除手术为辅的外科手术治疗技术。

三阶梯治疗技术紧密衔接、环环相扣，实现了古为今用、传承创新，以及洋为中用、融通中外，是真正意义上的中西医结合治疗胆石症的新方法、新路径。

由于攻克了胆囊炎难以治愈的难题，弥补了微创保胆取石手术存在的适应证局限和术后结石复发的不足，使得微创保胆取石手术成为胆囊结石治疗的主要术式，"清除结石，保住胆囊"成为胆囊结石治疗的新理念。仅对胆囊畸形、胆管畸形、胆囊功能永久性丧失、胆囊恶性变及极少数胆囊管结石嵌顿且保守治疗失败的患者实施胆囊切除手术，其他胆石症患者大多能够实现清除结石、保住胆囊的目标，需进行切胆手术治疗的患者比例控制在10% 以内。

三阶梯疗法治疗胆石症技术，成功解决了重症化脓性胆管炎、胆源性胰腺炎等难题，也为非结石性胆囊炎、胆囊结石充满型患者带来了清除结石、保住胆囊的希望，更为 80 岁以上高龄、体弱多病的胆石症患者提供了转危为安的保障。

（二）五大创新与十大优势

自 2007 年起，秦皇岛宗氏医院先后撰写了《中西医结合治疗急性重症胆管炎 6 例》《中西医结合治疗胆源性胰腺炎 10 例》等 10 篇论文。2009 年，"中西医结合排石系列疗法"荣获河北省科学技术成果奖、秦皇岛市科学技术进步奖，《中西医结合治疗急性重症胆管炎 6 例》获得"全国急诊新技术推广优秀论文证书"。2016 年，由中国中医药出版社出版发行了《三阶梯疗法治疗胆石症》一书，于 2025 年再版发行。

五大创新：

1. 治疗理念创新：提出"清除结石、保住胆囊"的全新治疗理念。

2. 治疗理论创新：构建了疏肝理气、活血化瘀、消除炎症、恢复功能、冲洗胆道、清洗胆囊、清除胆垢、排出结石的创新治疗理论。

3. 方剂与用药创新：三大方剂和中药制剂的应用，实现了方剂与用药的创新。

4. 治疗方法创新：三阶梯疗法治疗胆石症是治疗方法上的创新突破。

5. 治疗效果创新：成功攻克胆囊炎症无法治愈的难题，实现治疗效果的创新。

十大优势：

1. 是治疗肝内胆管结石的有效手段。

2. 对重症化脓性胆管炎的治疗效果显著、有把握。

3. 治疗胆源性胰腺炎见效快。

4. 为非结石性胆囊炎患者保胆治疗提供可靠保障。

5. 是胆囊结石充满型患者清除结石、保住胆囊的唯一希望。

6. 可有效排出 1.2cm 以下的胆总管结石。

7. 为 80 岁以上体弱多病的高龄胆石病患者提供了可靠的康复途径。

8. 为微创保胆取石术式提供有力支持，大幅降低切胆率。

9. 是手术治疗后预防结石复发及非手术治疗的可靠保障。

10. 能够推动体外冲击波碎石治疗技术的发展，带动体外碎石机市场的繁荣。

综上所述，三阶梯疗法是中国式胆石病治疗道路上的成功经验。

四、发展前景

（一）社会效益与经济效益

1. 大幅降低手术率，尤其是切胆手术治疗率，显著减少治疗风险、患者痛苦，降低并发症、后遗症的发生率，减少因病返贫现象。

2. 实现"一发挥、两就近、三节省"：充分发挥乡镇医务人员的作用；方便患者就近医疗、就地医疗；节省患者就医费用、医保资金和国家外汇。

3. 有力推动中西医结合发展，促进中医药事业进步。

4. 打造民族医疗品牌，摆脱西方技术束缚，为国家争光，为民众谋福祉。

（二）推广构想

1. 组建战略联盟，成立三阶梯疗法治疗中心。以乡镇医院为基础，以县级医院为引领，乡镇医院负责完成第一、第二阶梯治疗，县级医院承担第三阶梯治疗工作。

2. 以《三阶梯疗法治疗胆石症》一书为培训教材，通过短期培训班培养乡镇医院骨干力量，规范开展第一、第二阶梯治疗工作，并按照标准及时将患者转送至县级医院进行第三阶梯治疗。

3. 充分利用互联网平台开展远程会诊，实现医疗资源的高效共享。

4. 每年举办一次"三阶梯疗法治疗胆石症经验交流会"，促进学术交流与技术推广。

"天下兴亡，匹夫有责"，每当看到被胆石症折磨的患者痛苦的面容，我便痛心不已，我将继续奋斗，愿将毕生经验奉献给社会，造福广大人民群众。

尊敬的各位同仁，若您认为我们的提议具有价值，诚挚欢迎莅临我院考察指导！

秦皇岛宗氏医院宗希凤

2025 年 4 月 8 日